受験生の皆さんへ

　過去の問題に取り組む目的は、(1)出題傾向(2)出題方式(3)難易度(4)合格点を知り、これからの受験勉強に役立てることにあります。出題傾向などがつかめれば目的は達成したことになりますが、それを一歩深く進めるのが、受験対策の極意です。

　せっかく志望校の出題と取り組むのですから、本番に即した受験対策の場に活用すべきです。では、どうするのか。

　第一は、実際の入試と同じ制限時間を設定して問題に取り組むこと。試験時間が六十分なら六十分以内で挑戦し、時間配分を感覚的に身に付ける訓練です。

　二番目は、きっちりとした正答チェック。正解出来なかった問題は、正解できるまで、徹底的に攻略する心構えが必要です。間違えた場合は、単なるケアレスミスなのか、知識不足が原因のミスなのか、考え方が根本的に間違えていたためのミスなのか、きちんと確認して、必ず正解が書けるようにしておく。

　正答が手元にある過去問題にチャレンジしながら、正解できなかった問題をほったらかしにする受験生もいます。そのような受験生に限って、他の問題集をやっても、間違いを放置したまま、次の問題、次の問題と単に消化することだけに走っているのではないかと思います。過去問題であれ問題集であれ、間違えた問題は、正解できるまで必ず何度も何度も繰り返しチャレンジする。これが必勝の受験勉強法なことをお忘れなく。

入試問題検討委員会

【本書の内容】

1. 本書は、薬学部の令和3年度～6年度の学校推薦型選抜と平成31年度～令和2年度の公募制推薦入学選考の計6年分の試験問題と解答を収録しています。

2. 英語・数学・化学の解答を収録しています。尚、大学当局より非公表の問題は掲載していません。

3. 現在受験生を指導している、すぐれた現場の先生方による解答解説を掲載しています。

4. 本書は問題の微細な誤りをなくすため、実物の入試問題を大学より提供を受け、そのまま画像化して印刷しています。

　尚、本書発行にご協力いただきました先生方に、この場を借り、感謝申し上げる次第です。

目 次

　　　　　　年度　　　　　　大学　　　　　　学部　　　科目　　　　　　

月　　日実施

【問題No.　】	目標	実際	〈評価と気付き〉
時間	分	分	
得点率	%	%	

【問題No.　】	目標	実際	〈評価と気付き〉
時間	分	分	
得点率	%	%	

【問題No.　】	目標	実際	〈評価と気付き〉
時間	分	分	
得点率	%	%	

【問題No.　】	目標	実際	〈評価と気付き〉
時間	分	分	
得点率	%	%	

【問題No.　】	目標	実際	〈評価と気付き〉
時間	分	分	
得点率	%	%	

【問題No.　】	目標	実際	〈評価と気付き〉
時間	分	分	
得点率	%	%	

【問題No.　】	目標	実際	〈評価と気付き〉
時間	分	分	
得点率	%	%	

【問題No.　】	目標	実際	〈評価と気付き〉
時間	分	分	
得点率	%	%	

【問題No.　】	目標	実際	〈評価と気付き〉
時間	分	分	
得点率	%	%	

【Total】	目標	実際	《総合評価》　（解答の手順・時間配分、ケアレスミスの有無、得点の獲得状況等）
時間	分	分	
得点率	%	%	

【得点アップのための対策】　　　　　　　　　　　　　　　　　　　　　実行完了日

・　　　　　　　　　　　　　　　　　　　　　　　　　　　　　　　　　　／

・　　　　　　　　　　　　　　　　　　　　　　　　　　　　　　　　　　／

・　　　　　　　　　　　　　　　　　　　　　　　　　　　　　　　　　　／

・　　　　　　　　　　　　　　　　　　　　　　　　　　　　　　　　　　／

《チェックシート》　※解答後の分析にご活用ください

令和6年度

問　題　と　解　答

英　語

問題

（40分）

6年度

Ⅰ．次の各英文の（　　　）に入る語句として最も適切なものを，それぞれ１から４の中から１つ選び，その番号をマークしなさい。　　【 解答番号 [1] ～ [8] 】

1.　The (　　　) of extreme hot weather has increased as a result of global warming.
　　1.　caution　　　　　　　　　　2.　frequency
　　3.　subscription　　　　　　　　4.　transition　　　　　　　[1]

2.　Did you think she was really scared? I think she was only (　　　) it on.
　　1.　doing　　　　　　　　　　　2.　giving
　　3.　making　　　　　　　　　　 4.　putting　　　　　　　　 [2]

3.　We would like you to make it clear (　　　) you stand on these issues.
　　1.　what　　　　　　　　　　　 2.　when
　　3.　where　　　　　　　　　　　4.　which　　　　　　　　　[3]

4.　After the magnificent performance, the conductor had the pianist take a (　　　).
　　1.　bow　　　　　　　　　　　　2.　clap
　　3.　pity　　　　　　　　　　　　4.　shaft　　　　　　　　　 [4]

5.　The board of directors discussed (　　　) the personnel budget, but they couldn't decide which section to close down.
　　1.　reduced　　　　　　　　　　2.　reducing
　　3.　reduction　　　　　　　　　 4.　to reduce　　　　　　　 [5]

6.　Business activity is often discouraged when a tax is imposed on (　　　).
　　1.　a commerce　　　　　　　　 2.　commerce
　　3.　commerces　　　　　　　　　4.　the commerces　　　　　[6]

7.　Financial support and counseling needed to be more (　　　) available for many university students during the COVID-19 pandemic.
　　1.　readies　　　　　　　　　　 2.　readily
　　3.　readiness　　　　　　　　　 4.　ready　　　　　　　　　 [7]

8.　We are eager to encourage all of you to take (　　　) new challenges.
　　1.　at　　　　　　　　　　　　　2.　from
　　3.　on　　　　　　　　　　　　　4.　under　　　　　　　　　[8]

Ⅱ. 次の各英文の下線部の文脈における意味として最も近いものを，それぞれ1から4の中から1つ選び，その番号をマークしなさい。 【 解答番号 9 ～ 11 】

1. When fallen leaves <u>decay</u>, the nutrients go back into the soil and improve its health.
   1. break down
   2. brush up
   3. smash in
   4. tear off

   9

2. The natural processing ability in the brain can process an <u>immense</u> amount of information that nerves carry.
   1. abstract
   2. obscure
   3. superficial
   4. vast

   10

3. Timothy acquired the supervising position <u>owing to</u> his continued hard work.
   1. by virtue of
   2. for the sake of
   3. in charge of
   4. on behalf of

   11

Ⅲ. 次の各英文の下線部で修正すべき箇所を含むものを，それぞれ1から4の中から1つ選び，その番号をマークしなさい。 【 解答番号 12 ～ 14 】

1. <u>Those</u> recent accidents <u>involving</u> children riding bicycles must worry <u>about</u> you
   　　1　　　　　　　　　　2　　　　　　　　　　　　　　　　　3
   since you have children <u>around</u> the same age.
   　　　　　　　　　　　　4

   12

2. <u>In spite</u> studying hard <u>until</u> late at night every day, I <u>still can't</u> get the <u>highest</u>
   　1　　　　　　　　　2　　　　　　　　　　　　　　　3　　　　　　　　4
   grade in that class.

   13

3. <u>Having been</u> learned French <u>for only</u> a year, Sarah was very surprised that she
   　　1　　　　　　　　　　　2
   <u>was able to</u> understand the complicated lectures <u>nearly</u> perfectly.
   　　3　　　　　　　　　　　　　　　　　　　　　　　4

   14

IV. 次のＡとＢの会話が一番自然な流れとなるように，（　　　）の中に入る語句として最も適切なものを，それぞれ１から４の中から１つ選び，その番号をマークしなさい。

【 解答番号 | 15 | ～ | 17 | 】

1. A: Hi, Mary. You look a bit worried. How is your physical condition lately?
   B: Hi, Bob. Actually, I had to go for a routine checkup today at the clinic nearby.
   A: Really? (　　　)

   1. I need to go to the pharmacist, too.
   2. You shouldn't have done that.
   3. We should check the doctor, shouldn't we?
   4. Were there any issues with the results?

   | 15 |

2. A: I have been having difficulty staying attentive during lectures. I sometimes even find myself falling asleep in the classroom.
   B: (　　　)
   A: I wonder if there's anything we can do to stay more alert in class.
   B: Maybe we should get some refreshing cold drinks or hot coffee before going to the next lecture.

   1. I'm glad you were taking notes in class.
   2. I have been experiencing the same thing.
   3. Nobody cares what's covered in classes.
   4. We're not interested in how to attract attention.

   | 16 |

3. A: I heard that blood pressure can be influenced by daily stress and diet.
   B: That's true. It's important to keep it at the proper level. Why don't we start exercising together? Don't you think it will be fun?
   A: Yeah, I definitely agree with you… I don't really like exercise, though.
   B: (　　　)

   1. How about exchanging healthy recipes, then?
   2. I had to adopt a healthier lifestyle, didn't I?
   3. Let's find a good physics instructor, then!
   4. We can't support each other's health goals, can we?

   | 17 |

Ⅴ. 次の各英文の空欄に入る語句として最も適切なものを，それぞれ 1 から 4 の中から 1 つ選び，その番号をマークしなさい。　【 解答番号 18 ～ 24 】

(A)　The development and progression of children's near-sightedness soared during the COVID-19 pandemic, when smart devices became an integral teaching tool in classrooms. For young and old alike, the (ア) use of such devices can result in digital eye fatigue. It can cause discomfort, dryness, and irritation in the eyes. (イ), constantly focusing on a close-up screen may lead to symptoms like headaches and blurred vision. Taking regular breaks can help reduce the (ウ) of digital device use on eye health. Since children's eyes are still in the developing stage, parents should be (エ) about their smartphone use.

ア	1. durable	2. efficient	3. longing	4. prolonged	18
イ	1. For all	2. For now	3. In addition	4. In contrast	19
ウ	1. impact	2. solution	3. touch	4. work	20
エ	1. appropriate	2. cautious	3. ignorant	4. typical	21

(B)　A well-balanced vegetarian diet contains sufficient amounts of essential nutrients while also (オ) unhealthy fat intake. It is well-known that consuming high amounts of saturated fatty acids* can increase the risk of heart disease and stroke*. Several studies have shown that if you plan and (カ) a vegetarian diet properly, it can offer numerous health benefits. Plant-based food can also lower the risk of having high blood pressure, type 2 diabetes*, and certain types of cancer. However, you need to remember that taking protein is also essential for good health. It can be (キ) from various plant sources such as nuts, seeds, and whole grains. Plant-based proteins are environmentally friendly because they are said to produce 70 times less greenhouse gas emissions than an equivalent amount of beef.

saturated fatty acid*　飽和脂肪酸　　　stroke*　脳卒中　　　type 2 diabetes*　2 型糖尿病

オ	1. increasing	2. lowering	3. qualifying	4. signifying	22
カ	1. accumulate	2. dispose	3. manage	4. retreat	23
キ	1. contended	2. corresponded	3. obtained	4. prevailed	24

VI. 次の英文を読み，3つの設問に対して最も適切な答えをそれぞれ1から4の中から1つ選び，その番号をマークしなさい。　【 解答番号　25　〜　27　】

　　In recent years, the number of young people who die due to excessive use of over-the-counter drugs (OTC drugs)* has been increasing in Japan. Some people using social media channels become acquainted with strangers who attract them by saying that easily available drugs can help reduce their mental suffering. Young people who wish to stop feeling lonely or to <u>free</u> themselves from the worries about their future are often targeted. Cold medicines and cough medicines are the products they use as recreational drugs.

In 2009, the regulations regarding the online sale of OTC drugs were established. However, only a limited number of medicines was allowed to be sold through the internet. The Pharmaceuticals and Medical Devices Act* was revised in 2014, officially allowing OTC drugs to be sold without restrictions. Since then, online pharmacies and drugstores have been conducting internet drug sales including those of cough and cold medicines.

During the COVID-19 pandemic, medical drug delivery services expanded along with the popularity of food delivery services. Many cold medicines contain caffeine, and some cough medicines contain narcotic* ingredients such as codeine. Some online comments about these medicines inducing a feeling or state of intense excitement and happiness have prompted people with emotional problems to take these drugs excessively. These people do not consider taking too much of an OTC drug to be a problem if they get it through the proper channel.

In Europe and the United States, misuse* of opioids, medicines that powerfully relieve pain, has become a social problem. Although it is widely announced that such medicines carry the risk of potential dependency and abuse, the number of drug-induced cases of death involving opioids has still been increasing in all age groups. Many overdose* deaths are reported as accidental, but a high proportion of those deaths are classified as intentional according to the data taken in some countries. One powerful synthetic* opioid has also attracted social attention. It is now involved in nearly two-thirds of all overdose deaths in the United States.

The COVID-19 pandemic greatly contributed to the increased drug use. Removing anxiety by solving problems with housing and employment, as well as increasing access to counseling care will be one step to reduce the drug overuse in many countries.

over-the-counter drug (OTC drug)*　一般用医薬品

Pharmaceuticals and Medical Devices Act*　医薬品医療機器等法

narcotic*　麻薬性の　　　misuse*　誤用, 乱用　　　overdose*　過剰摂取　　　synthetic*　合成の

1.　What is the main idea of the passage?

　1.　The government should ban selling certain types of medicine online again even if some inconvenience will arise.

　2.　Parents should always monitor which social media their children often use and what they purchase via the internet.

　3.　Young people should gather correct information to properly use cough and cold medicines.

　4.　The improper use of drugs is a social problem worldwide, and this has been worsened by the availability of drugs online.

| 25 |

2.　Which of the following words can be replaced with the underlined word in the first paragraph?

　1.　capture

　2.　distinguish

　3.　pretend

　4.　release

| 26 |

3.　According to the passage, which of the following is true?

　1.　Illegally obtained cold medicines and misuse of opioids have gained the attention of people in many countries including Japan.

　2.　The OTC drug sale regulations were released in 2009, and online drug stores have been selling medicines without restrictions since then.

　3.　Some people think that drug overdose would not be a grave concern as long as the drugs are purchased legally.

　4.　Among those who have the intention to use drugs excessively, a very limited number of people die accidentally.

| 27 |

Ⅶ. 次の英文を読み，３つの設問に対して最も適切な答えをそれぞれ１から４の中から１つ選び，その番号をマークしなさい。　【 解答番号　28　～　30　】

　　The Oz virus is a novel virus that was originally isolated from ticks* five years ago in Japan, and it was reported that experimentally infected mice died. From 2013 to 2019, a research group monitored the presence of the Oz virus in the serum* samples taken from 24 hunters and 240 wild animals captured in Japan. The Oz virus antibodies, a sign of infection, were detected in two hunters. As for the wild animals, it was revealed that serum from 47.5% of monkeys, 60.5% of wild boars*, and 73.7% of deer had Oz virus antibodies.

The news of the first lethal case in humans was released worldwide in June 2023 because a woman in her 70's died of myocarditis* after being infected with the Oz virus through a tick bite. She had no history of visiting foreign countries, so it was obvious that she was bitten by a tick in Japan. Although possible infections with the tick-borne virus in wildlife and humans had been reported, it was the world's first fatal case in people. Therefore, scientists were astonished by the news.

In the summer of 2022, the woman visited a hospital after developing symptoms such as fever, fatigue, and joint pain. She was originally diagnosed* with pneumonia* and was given medication to take at home. However, she was (　　　　) to hospital because her condition did not improve but even worsened while she was taking antibiotics*. During a thorough examination, a tick was found sucking blood on her leg. Although the doctors made every effort to treat her, she died about a month later. Her autopsy* was conducted and it was concluded that she had been infected with the Oz virus.

It remains uncertain exactly how people get infected by the virus, but being bitten by virus-carrying ticks is likely to be the cause. Since no Oz virus has so far been found outside Japan and it is the only fatal case, the danger of this virus can be hard to estimate. Although no effective treatment for the disease is available at this point and only treatment to relieve the symptoms can be provided, anyone who is bitten by such ticks should have them removed by a doctor. Furthermore, people who need to go to forests and bushy areas where ticks can be active are advised to avoid exposing their skin and to wear a long-sleeved shirt and long pants.

tick* マダニ　　　serum* 血清　　　wild boar* イノシシ　　　myocarditis* 心筋炎

diagnose* 診断する　　　pneumonia* 肺炎　　　antibiotic* 抗生物質　　　autopsy* 検死, 解剖

1. Which of the following words would be the most appropriate to put into the blank in the third paragraph?

    1. admitted
    2. consulted
    3. sustained
    4. transmitted

    28

2. What should be tested to determine if someone has been infected with a certain disease?

    1. Their antacids.
    2. Their antibiotics.
    3. Their antibodies.
    4. Their antiviruses.

    29

3. According to the passage, which of the following statements is true?

    1. The woman told her doctor that she went abroad and got bitten by a tick in the bush.
    2. The Oz virus was originally detected in Japan, but it can now be found all over the world.
    3. Using insect spray is recommended when walking through the places where ticks are expected to inhabit.
    4. According to the survey, 8.3% of the serum samples of the hunters showed that they had been infected by the Oz virus.

    30

数　学

問題

（40分）

6年度

第一問　次の問に答えよ。

(1) a を整数として，不等式 $|5x + \sqrt{3}| \leqq \sqrt{a}$ を満たす整数 x の個数が 3 個以上あるとき，a の最小値は $\boxed{1)}\ \boxed{2)}$ である。

(2) 半径 1 の円に内接する $\triangle ABC$ において，$AB = \sqrt{3}$，$BC = \dfrac{1}{2}$ であるとき，

$$\angle ACB = \boxed{3)}\ \boxed{4)}\,^{\circ}, \quad AC = \frac{\boxed{5)} + \boxed{6)}\sqrt{\boxed{7)}}}{\boxed{8)}}$$

である。ただし，$\angle ACB$ は鋭角とする。

第二問　次の問に答えよ。

(1) $\sqrt{2024 \cdot n}$ が整数となる最小の自然数 n は $\boxed{\text{9)}\quad\text{10)}\quad\text{11)}}$ であり，そのときの $\sqrt{2024 \cdot n}$

の値は $\boxed{\text{12)}\quad\text{13)}\quad\text{14)}\quad\text{15)}}$ である。

(2) AB = 4, BC = 5, CA = 3 の △ABC の内心を I，外心を J とするとき，線分 IJ の

長さは $\dfrac{\sqrt{\boxed{\text{16)}}}}{\boxed{\text{17)}}}$ である。

第三問　次の問に答えよ。

(1) 連立方程式 $\begin{cases} \log_x y + \log_y x = -2 \\ \log_x \dfrac{x+y}{3} = 1 \end{cases}$ を解くと

$$x = \frac{\sqrt{\boxed{18)}}}{\boxed{19)}} \quad , \quad y = \sqrt{\boxed{20)}}$$

である。

(2) 座標平面上の2つの曲線

$$C_1 : y = x^2$$
$$C_2 : y = -x^2 + 4x + 16$$

の2つの交点を通る直線を ℓ とする。

ℓ と平行な，C_2 の接線の方程式は $y = \boxed{21)} x + \boxed{22)}\boxed{23)}$ である。

C_1 と C_2 で囲まれた図形の面積は $\boxed{24)}\boxed{25)}$ である。

第四問　次の問に答えよ。

(1) 等比数列 $\{a_n\}$ が $2a_1 - 3a_2 = 0$, $a_1 + 2a_2 + 3a_3 = \dfrac{5}{3}$ $(a_1 \neq 0)$ を満たすとき，その一般項は

$$a_n = \frac{\boxed{26)}}{\boxed{27)}\ \boxed{28)}} \left(\frac{\boxed{29)}}{\boxed{30)}} \right)^{n-1} \qquad (n = 1,\ 2,\ 3,\ \cdots\cdots)$$

である。

(2) 2つのベクトル $\vec{a}$, $\vec{b}$ が $\left| \vec{a} + \vec{b} \right| = 5$, $\left| \vec{a} - \vec{b} \right| = 3$ を満たすとき，$\left(\vec{a} + 2\vec{b} \right) \cdot \left(2\vec{a} + \vec{b} \right)$ の値は $\boxed{31)}\ \boxed{32)}$ である。

化 学

問題

（40分）

6年度

第 一 問　　次の問1，2に答えよ。

［解答番号　1 ～ 2 ］

問1　分子，分子間力および分子結晶に関する記述のうち，最も適切なものを選べ。

［解答番号　1 ］

1. 標準状態での実在気体 1 mol あたりの体積は，H_2 のほうが NH_3 よりもわずかに大きい。
2. 窒素分子などの無極性分子どうしの間には，分子間力がはたらかない。
3. 一般に分子結晶は，融点が高く，軟らかい。
4. 一般に分子結晶は，固体では電気伝導性を示さないが，加熱融解すると電気伝導性を示す。
5. 水分子は，2つの不対電子をもち，さまざまな金属イオンと錯イオンを形成する。

問2　コロイドに関する記述のうち，最も不適切なものを選べ。

［解答番号　2 ］

1. コロイド溶液中のコロイド粒子は，熱運動する溶媒分子との衝突によってブラウン運動している。
2. コロイド粒子と反対符号の電荷をもち，価数の大きなイオンは，疎水コロイドを凝析させやすい。
3. 疎水コロイドに加えることで，凝析しにくくするはたらきをする親水コロイドを，保護コロイドという。
4. チンダル現象は，コロイド粒子が光をよく吸収するために起こる現象である。
5. 1分子で形成されるコロイド粒子がある。

第 二 問　　次の問1〜3に答えよ。

[解答番号　3　〜　5　]

問1　温度，体積，全圧を自由に変えられる容器の中で，次の反応が平衡状態に達している。

$$C_2H_4 \text{（気体）} + H_2 \text{（気体）} = C_2H_6 \text{（気体）} + 137\,kJ$$

条件を以下のA〜Dに変えたとき，平衡が右に移動するものはいくつあるか。最も適切な数を選べ。

　　A：温度と容器の体積を一定に保ち，窒素を加える。
　　B：温度と全圧を一定に保ち，エタン（C_2H_6）を加える。
　　C：温度と全圧を一定に保ち，窒素を加える。
　　D：全圧を一定に保ち，温度を上げる。

[解答番号　3　]

　1. 1　　　**2.** 2　　　**3.** 3　　　**4.** 4　　　**5.** 0（右に移動するものはない）

問2　ハロゲンの単体と化合物に関する記述のうち，最も適切なものを選べ。

[解答番号　4　]

　1. 酸化力の強さは，$I_2 > Br_2 > Cl_2 > F_2$ の順である。
　2. 融点および沸点の高さは，$I_2 > Br_2 > Cl_2 > F_2$ の順である。
　3. 水素化合物の沸点の高さは，$HI > HBr > HCl > HF$ の順である。
　4. 水素化合物 HI，HBr，HCl，HF の水溶液は，いずれも強酸性を示す。
　5. ハロゲン化銀 AgI，AgBr，AgCl，AgF は，いずれも水に難溶性である。

問3　次の化学式のうち，下線部の原子の酸化数が最も大きいものを選べ。

[解答番号　5　]

　1. $\underline{S}O_2$　　　　　　**2.** H$\underline{N}O_3$　　　　　　**3.** H$_2\underline{S}O_4$
　4. K$\underline{Mn}O_4$　　　　**5.** K$_2\underline{Cr}_2O_7$　　　　**6.** $\underline{N}H_3$

第 三 問　　次の文章を読み，問1，2に答えよ。ただし，原子量は，H＝1.0，
N＝14，O＝16とし，標準状態における気体1 molの体積は 22.4 L
とする。

[解答番号 ⎡6⎤～⎡13⎤]

ここに元素が不明な5種類の金属（A～E）があり，A～Eは以下のいずれかの
金属元素の単体であることがわかっている。
〔　アルミニウム，鉄，銅，亜鉛，銀，白金　〕

A～Eの元素を決定するため，以下の実験1～5を実施した。

実験1：A～Cのイオンを含む水溶液をそれぞれ別の試験管に入れ，希塩酸を加え
たところ，Aは白濁したが，BとCは白濁しなかった。続いてBとCの水溶
液にそれぞれ硫化水素を通じたところ，Bは黒色の沈殿を生じたが，Cは沈
殿を生じなかった。

実験2：A～Eをそれぞれ別の試験管に入れ，濃硝酸を加えたところ，A～Cは溶
解したが，DとEは溶解しなかった。

実験3：DとEをそれぞれ別の試験管に入れ，塩酸を加えたところ，Dは気体を発生
しながら溶解したが，Eは溶解しなかった。

実験4：実験3で得られたDの溶液に希硝酸を加えてDのイオンを酸化し，その後
アンモニア水を十分に加えたところ，赤褐色の沈殿が生じた。

実験5：A～Eをそれぞれ別の試験管に入れ，水酸化ナトリウム水溶液を加えたと
ころ，Cは気体を発生しながら溶解したが，C以外は溶解しなかった。

問1　実験1～5の結果をもとに，金属A～Eとして最も適切な金属元素をそれぞ
れ選べ。

金属A：[解答番号 ⎡6⎤]
金属B：[解答番号 ⎡7⎤]
金属C：[解答番号 ⎡8⎤]
金属D：[解答番号 ⎡9⎤]
金属E：[解答番号 ⎡10⎤]

1. アルミニウム　　2. 鉄　　　　3. 銅　　　　4. 亜鉛　　　5. 銀　　　6. 白金

問2　実験2，実験4で使用した硝酸は，一般的にはアンモニアの酸化によって製造
　　される。標準状態で 1.0×10^2 L のアンモニア（NH_3）を，全て硝酸（HNO_3）
　　に変換したときに得られる硝酸の質量〔g〕を有効数字2桁で求めると，
　　$\boxed{x}$. $\boxed{y}$ × $10^{\boxed{z}}$ となる。$\boxed{x}$，$\boxed{y}$，$\boxed{z}$ にあてはまる数字をそれぞれ選び，
　　マークせよ。

　　例. 求めた質量〔g〕が 1.0×10^3 の場合，各解答番号欄 $\boxed{11}$ $\boxed{12}$ $\boxed{13}$ に，
　　　　$\boxed{1}$ $\boxed{0}$ $\boxed{3}$ とマークせよ。

x：〔解答番号 $\boxed{11}$ 〕
y：〔解答番号 $\boxed{12}$ 〕
z：〔解答番号 $\boxed{13}$ 〕

第　四　問　　次の文章を読み，問1〜5に答えよ。

[解答番号　14　〜　18　]

　　圧力と温度の変化によって物質の状態は変化する。右図は，水が固体，液体，気体のうちどのような状態にあるかを示した模式的な状態図である。グラフの目盛りは均一ではない。点Tは三重点であり圧力と温度は，それぞれ 6.1×10^2 Pa と0.01℃である。

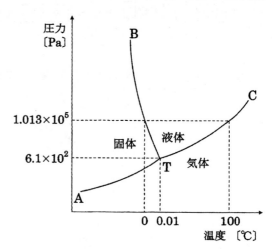

問1　密閉した真空容器に水（液体）を入れ，95℃に保ったところ，容器内は気液平衡になった。このときの容器内の気体の圧力を求めるために必要な曲線として，最も適切なものを選べ。

[解答番号　14　]

　　1．AT　　　　　　　　2．BT　　　　　　　3．CT

問2　富士山の山頂でご飯を炊くと，平地で炊くときに比べて芯のあるご飯になりやすい。このことを説明するのに必要な曲線として，最も適切なものを選べ。

[解答番号　15　]

　　1．AT　　　　　　　　2．BT　　　　　　　3．CT

問3　水（固体）の融点は圧力の増減でどのように変化するか。最も適切なものを選べ。

[解答番号　16　]

　　1．圧力の増大と共に上昇する。
　　2．圧力の増大と共に低下する。
　　3．圧力の増減に対して一定である。

問4　密閉した真空容器に−10℃で水（固体）を入れ，その容器の温度を25℃に上げた。この間，容器内の圧力を 5.0×10^2 Pa に保ち続けた。このとき容器内の水にはどのような状態変化が起こるか。最も適切なものを選べ。

［解答番号　17　］

1. 固体 → 液体
2. 固体 → 気体
3. 固体 → 液体 → 気体
4. 固体 → 液体 → 固体
5. 固体 → 気体 → 液体

問5　次の記述のうち，最も適切なものを選べ。

［解答番号　18　］

1. 液体が蒸発する温度は，圧力によらず一定である。
2. 分子全体の極性に注目すると，二酸化炭素は極性分子に分類される。
3. 液体は凝固点以下の温度で，凝固しないことがある。
4. −273.15℃は，絶対温度とよばれる。
5. 酸化カルシウムの融点は，黄リンの融点よりも低い。

第 五 問　　次の文章を読み，問1〜7に答えよ。

[解答番号 19 〜 25]

　分子式 $C_{16}H_{20}O_4$ の化合物 A は 2 つのエステル結合，および，ベンゼン環の 2 つの水素原子が置換された構造をもつ。化合物 A について，以下の実験 1〜6 を行った。ただし，立体異性体については考えないものとする。

実験 1：化合物 A を水酸化ナトリウム水溶液中で完全に加水分解したのち，塩酸で中和すると，化合物 B，C および D が生成した。

実験 2：化合物 B は，4 つの炭素よりなる不飽和結合をもたない鎖状構造のアルコールであることがわかった。化合物 B を硫酸酸性のニクロム酸カリウムで酸化すると，中性の化合物 E が生成し，それ以上酸化されなかった。

実験 3：o-クレゾール（C_7H_8O）を，適切な条件下で酸化することでも化合物 C が生成した。

実験 4：化合物 C に，無水酢酸を反応させたところ，化合物 C 1 分子に対し，1 分子の無水酢酸が反応し，化合物 F と酢酸 1 分子が生成した。

実験 5：化合物 D に臭素を反応させたところ，化合物 D 1 分子に対し，1 分子の臭素が付加し，化合物 G が生成した。

実験 6：化合物 D には 1 つ，化合物 G には 2 つの不斉炭素原子が存在した。

問1　化合物 B の化学構造として，最も適切なものを選べ。

B：[解答番号 19]

問2　化合物Bにあてはまる記述として，最も適切なものを選べ。

［解答番号　20　］

1. 銀鏡反応を示す。
2. 化合物Bと同じ分子式をもつ化合物として，化合物B以外に最大3つの構造異性体が存在する。
3. 炭酸水素ナトリウム水溶液に，塩を形成して溶解する。
4. 不斉炭素原子をもたない。
5. 化合物Bの分子内脱水反応の生成物としては，2種類（立体異性体を区別すると3種類）の化合物が考えられる。

問3　化合物Cの化学構造として，最も適切なものを選べ。ただし，不飽和結合を形成する炭素原子，ベンゼン環を形成する炭素原子およびベンゼン環に直接結合した水素原子は省略してある。

C：［解答番号　21　］

問4　化合物Dの化学構造として，最も適切なものを選べ。ただし，不飽和結合を形成する炭素原子は省略してある。

D：［解答番号　22　］

問5　化合物Eの構造異性体のうち,カルボニル基をもつ化合物の数を選べ。ただし,化合物Eも含むものとする。

[解答番号　23　]

1. 1	2. 2	3. 3	4. 4	5. 5
6. 6	7. 7	8. 8	9. 9	0. 10以上

問6　化合物Fにあてはまる記述として,最も不適切なものを選べ。

[解答番号　24　]

1. 金属ナトリウムと反応して水素を発生する。
2. エステル構造をもつ。
3. 塩化鉄(III)水溶液を加えると,赤紫色に呈色する。
4. 解熱鎮痛剤として使用される。
5. 加熱しても分子内で脱水反応は進行しない。

問7　o-クレゾールのベンゼン環の2つの水素原子を臭素原子で置き換えた化合物を考えた場合,ベンゼン環上の臭素置換位置に関する異性体の数として,最も適切なものを選べ。

[解答番号　25　]

1. 1	2. 2	3. 3	4. 4	5. 5
6. 6	7. 7	8. 8	9. 9	0. 10以上

第 六 問　　次の文章を読み，問1～4に答えよ。ただし，原子量は，H＝1.00，C＝12.0，O＝16.0とし，標準状態における気体1molの体積は22.4Lとする。

［解答番号　26　～　31　］

　酵素はタンパク質を主体とした高分子化合物で，生体内化学反応の触媒としてはたらく。酵素はそれぞれ決まった基質にしか作用せず，これを【ア】と呼ぶ。たとえば，アミラーゼはデンプンを基質としてマルトースを生成する。マルトースは還元性を示し，【イ】中で加熱すると赤色沈殿を生じる。また，リパーゼは油脂を基質とし，脂肪酸などを生成する。

　ある油脂Aをリパーゼで加水分解したところ，分子量354のモノグリセリド（グリセリン1分子に脂肪酸1分子がエステル結合したもの）と，分子量284と282の2種類の脂肪酸が1:1:1の物質量比で得られた。また，この油脂A 0.100 molに水素を付加し，飽和脂肪酸のみからなる油脂に変換するのに，標準状態で6.72 Lの水素が必要であった。

問1　【ア】にあてはまる語句として，最も適切なものを選べ。

【ア】：［解答番号　26　］

1. 基質特異性　　　　2. カップリング　　　　3. 緩衝作用
4. 変性　　　　　　　5. 可塑性　　　　　　　6. 配向性

問2　【イ】にあてはまる試薬として，最も適切なものを選べ。

【イ】：［解答番号　27　］

1. 酢酸鉛（II）水溶液　　2. 濃硝酸　　　　　　3. フェーリング液
4. アンモニア性硝酸銀溶液　5. 過酸化水素水　　　6. ヨウ素溶液

問3　油脂Aの分子量として，各解答番号欄にあてはまる数字を1つずつマークせよ。

油脂Aの分子量：［28］［29］［30］

　例：分子量354の場合，各解答番号欄　［28］［29］［30］に
　　　［3］［5］［4］とマークする。

［解答番号　28　］
［解答番号　29　］
［解答番号　30　］

問4　油脂 A は 1 分子中にいくつの不飽和結合（C=C 二重結合）をもつか。最も適切なものを選べ。

〔解答番号　31　〕

1.　1　　　　　2.　2　　　　　3.　3　　　　　4.　4　　　　　5.　5

6.　6　　　　　7.　7　　　　　8.　8　　　　　9.　9　　　　　0.　10 以上

英　語

解答

6年度

Ⅰ

〔解答〕

1. 2　2. 4　3. 3　4. 1
5. 2　6. 2　7. 2　8. 3

〔出題者が求めたポイント〕

1. caution「警戒」。frequency「頻度」。subscription「予約購読」。transition「移行」

2. put on「（態度・表情など）を装う」。it が指すのは she was really scared「彼女は本当に怖がっていた」なので、she was only putting it on の直訳は「彼女は本当に怖がっているのを装っていただけ」となる。

3. where you stand「あなたがどこに立っているか」。疑問詞 where が導く名詞節。仮目的語の it はこの部分を指している。

4. bow「お辞儀」。clap「拍手」。pity「哀れみ」。shaft「軸」

5. discuss の目的語には、名詞、動名詞、that 節が用いられ、to 不定詞は来ない。ここでは動名詞の reducing が正解。

6. commerce は不可算名詞なので、commerce が正解。

7. available を修飾するので、副詞の readily「容易に」が正解。

8. take on「〜を引き受ける」。
take on new challenges の直訳は「新たな挑戦を引き受ける」。

〔問題文訳〕

1. 地球温暖化の結果、極端に暑い天気の頻度が増加している。

2. 彼女は本当に怖がっていると思いましたか？　私は彼女がただその振りをしていただけだと思う。

3. これらの問題に対するあなたの立場を明確にしていただきたい。

4. 見事な演奏の後、指揮者はピアニストにお辞儀をさせた。

5. 取締役会は人件費の削減について話し合ったが、どの部署を閉鎖するか決めかねていた。

6. 商取引に税金が課されると、企業活動はしばしば抑制される。

7. 新型コロナパンデミックの中、多くの大学生のために経済的支援とカウンセリングがより容易に利用できるようされる必要があった。

8. 私たちは皆さんが新しいことに挑戦するのを大いに奨励する。

Ⅱ

〔解答〕

1. 1　2. 4　3. 1

〔出題者が求めたポイント〕

1. 「落ち葉が腐敗する」は、「落ち葉が分解する（break down）」と解することができる。

2. abstract「抽象的な」。obscure「あいまいな」。superficial「表面的な」。vast「膨大な」

3. by virtue of「〜のおかげで（理由を表す）」。for the sake of「〜のために（目的を表す）」。
in charge of「〜を担当して」。on behalf of「〜を代表して」

〔問題文訳〕

1. 落ち葉が腐敗すると、その栄養分が土に戻り、土壌の健康を改善する。

2. 脳本来の処理能力は、神経が運ぶ膨大な量の情報を処理することが可能である。

3. ティモシーは、その継続的な努力のおかげで、監督の地位を獲得した。

Ⅲ

〔解答〕

1. 3　2. 1　3. 1

〔出題者が求めたポイント〕

1. worry about you ⟶ worry you（worry は人を目的語に取る他動詞。worry you で「あなたを心配させる」）

2. In spite ⟶ In spite of

3. Having been learned ⟶ Having learned

〔問題文訳（間違い箇所を修正したもの）〕

1. 自転車に乗っている子供に関する最近のこれらの事故は、同じ年齢の子供たちがいるあなたをさぞ心配させることでしょう。

2. 毎日夜遅くまで勉強しているにもかかわらず、私はまだそのクラスで一番上の成績を取ることができない。

3. フランス語を習い始めてわずか1年のサラは、自分が複雑な講義をほぼ完璧に理解できたことにとても驚いた。

Ⅳ

〔解答〕

1. 4　2. 2　3. 1

〔出題者が求めたポイント〕

選択肢訳

1. 1. ボクも薬剤師にも診てもらわないといけないんだ。
　　2. キミはそんなことするんじゃなかった。
　　3. 医者に診てもらう必要があるよね？
　　4. 結果に何か問題があったの？

2. 1. あなたが授業中にノートを取っていてよかった

わ。

　2．私も同じことを経験してるわ。

　3．授業で何が取り上げられるかなんて誰も気にしないわ。

　4．私たちはいかに注目を集めるかには興味がないわ。

3．1．じゃあ、ヘルシーなレシピをやりとりするのはどう？

　2．私は健康的なライフスタイルを取り入れる必要があったわね。

　3．じゃあ、よい物理の先生を探しましょう！

　4．お互いの健康目標をサポートし合うことはできないわよね？

〔全訳〕

1．A：ハイ、メアリー。ちょっと心配そうだね。最近の体調はどうなの？

　B：ハイ、ボブ。実は今日、近くのクリニックで定期検診を受けたのよ。

　A：そうなの？　結果に何か問題があったの？

2．A：講義中、注意力を維持するのに苦労しているんだよね。教室で寝てしまうこともあるんだ。

　B：私も同じことを経験してるわ。

　A：何かもっと授業に集中するために何かできることはないかなあ。

　B：たぶん、次の講義に行く前に、冷たい飲み物か温かいコーヒーを飲むのがいいわ。

3．A：血圧は日頃のストレスや食生活に影響されると聞いたんだけど。

　B：その通りよ。血圧は適切なレベルに保つことが大切。一緒に運動を始めない？　楽しいと思わない？

　A：うん、確かにそう思う。でも運動はあまり好きじゃないんだ。

　B：じゃあ、ヘルシーなレシピをやりとりするのはどう？

Ⅴ

〔解答〕

(A)　ア　4　　イ　3　　ウ　1　　エ　2

(B)　オ　2　　カ　3　　キ　3

〔出題者が求めたポイント〕

(A)

ア　durable「耐久性がある」。efficient「効率的な」。longing「憧れの」。prolonged「長時間の」

イ　For all「〜にもかかわらず」。For now「今のところ」。In addition「加えて」。In contrast「対照的に」

ウ　impact「影響」。solution「解決策」。touch「接触」。work「労働」

エ　appropriate「適切な」。cautious「慎重である」。ignorant「無知の」。typical「典型的な」

(B)

オ　increasing「増やす」。lowering「減らす」。

qualifying「資格を与える」。signifying「意味する」

カ　accumulate「蓄積する」。dispose「処分する」。manage「管理する」。retreat「退却する」

キ　contended「主張した」。corresponded「合致した」。obtained「得られる」。prevailed「普及した」

〔全訳〕

(A)

　新型コロナが流行し、スマートデバイスが教室で不可欠な教材となった時期に、子供たちの近視の発症と進行が急増した。老若男女を問わず、このような機器の㋐長時間の使用は、デジタル眼精疲労を引き起こす可能性がある。目の不快感、乾燥、炎症を引き起こす可能性がある。㋑加えて、近い画面に集中し続けることで、頭痛や目のかすみといった症状を引き起こすこともある。定期的に休憩を取ることで、デジタル機器の使用が目の健康に与える㋒影響を軽減することができる。子どもの目はまだ発達段階にあるため、保護者はスマートフォンの使用について㋓慎重であるべきだ。

(B)

　バランスのとれたベジタリアン食は、十分な量の必須栄養素を含むと同時に、不健康な脂肪の摂取を㋔減らしてくれる。飽和脂肪酸を多く摂取すると、心臓病や脳卒中のリスクが高まることはよく知られている。ベジタリアン食を適切に計画し㋕管理するなら、多くの健康上の利点が得られることが、いくつかの研究で示されている。植物性食品は、高血圧、２型糖尿病、ある種のがんのリスクを下げることもできる。しかし、健康にはタンパク質の摂取も欠かせないことを忘れてはならない。タンパク質は、ナッツ類、種子類、全粒穀物など、さまざまな植物源から㋖得られる。植物性タンパク質は、同量の牛肉に比べて温室効果ガスの排出量が７０倍少ないと言われており、環境にも優しい。

Ⅵ

〔解答〕

1．4　　2．4　　3．3

〔出題者が求めたポイント〕

選択肢訳

1．「この文章の主旨は何か」

　1．政府は、たとえ不便が生じるとしても、ある種の薬のネット販売を再び禁止すべきである。

　2．親は子供がどのソーシャルメディアをよく使うか、インターネットを通じて何を購入するかを常に監視すべきである。

　3．若者は、咳止めや風邪薬を正しく使うために正しい情報を収集すべきである。

　4．医薬品の不適切な使用は世界的な社会問題であり、これはネット上で医薬品が入手できるようになったことでさらに悪化している。

2．第１段落の free は「〜を解放する」という意味なので、release「〜を解放する」が正解。capture「〜を捕える」。distinguish「〜を見分ける」。pretend「〜

のふりをする」

3.「この文章によると、次のうち正しいのはどれか」

  1.　違法に入手された風邪薬やオピオイドの誤用は、日本を含む多くの国で人々の注目を集めている。

  2.　一般用医薬品の販売法令は 2009 年に発表され、それ以来オンライン薬局は制限なく医薬品を販売している。

  3.　合法的に購入されている限り、医薬品の過剰摂取は深刻な問題ではないと考える人もいる。← 第3段落最終文に一致

  4.　医薬品を過剰に使用する意図を持っている人の中で、事故死する人はごく限られている。

〔全訳〕

　近年、日本では一般用医薬品(OTC 医薬品)の過剰使用によって命を落とす若者が増えている。ソーシャルメディアを利用して、「簡単に手に入る薬で精神的苦痛が軽減される」と誘う他人と知り合いになる人もいる。「孤独感をなくしたい」「将来への不安から自分を解放したい」と願う若者がターゲットになることが多い。風邪薬や咳止め薬などは、彼らがレクリエーション・ドラッグとして使用する製品なのだ。

　2009 年、一般用医薬品のオンライン販売に関する法令が設けられた。しかし、インターネットを通じて販売できる医薬品は限られていた。2014 年に医薬品医療機器等法が改正され、一般用医薬品が制限なく販売できるようになった。それ以来、オンライン薬局やドラッグストアは、咳止めや風邪薬を含む医薬品のインターネット販売を行っている。

　新型コロナの大流行時には、食品宅配サービスの人気とともに医療用医薬品の宅配サービスも拡大した。風邪薬にはカフェインが含まれているものが多く、咳止め薬にはコデインなどの麻薬性の成分が含まれているものもある。強い興奮や幸福の感覚や状態などを語る、これらの医薬品に関するネット上のコメントの中には、感情的な問題を抱えた人に対してこれらの医薬品を過剰に服用するよう促すものがある。こうした人々は、適切なルートで入手するなら、一般用医薬品の過剰摂取は問題ではないと考えているのだ。

　欧米では、痛みを強力に和らげる薬であるオピオイドの誤用が社会問題になっている。このような薬には依存や乱用の危険性があることは広く知られているが、それでもオピオイドに起因する薬物中毒死は、あらゆる年齢層で増加の一途をたどっている。過剰摂取による死亡の多くは偶発的なものとして報告されているが、国によっては故意による死亡の割合が高い。また、ある強力な合成オピオイドが社会的な注目を集めている。それは現在、米国における過剰摂取による死亡の3分の2近くに関与しているのだ。

　新型コロナの大流行は、薬物使用の増加をもたらす大きな要因となった。住宅や雇用の問題を解決することによって不安を取り除き、カウンセリング・ケアへのアクセスを増やすことが、多くの国における薬物の過剰使用

を減らすための一歩となるだろう。

Ⅶ

〔解答〕

1.1　　2.3　　3.4

〔出題者が求めたポイント〕

選択肢訳

1.　be admitted to hospital「病院に入院する」

2.　antiacids「制酸剤」。antibiotics「抗生物質」。antibodies「抗体」。antiviruses「抗ウイルス剤」。

3.「この文章によると、次の記述のうち正しいものはどれか」

  1.　その女性は外国に行って藪の中でマダニに刺されたと医師に話した。

  2.　オズウイルスはもともと日本で発見されたが、今では世界中で発見されている。

  3.　マダニの生息が予想される場所を歩くときは、虫除けスプレーの使用を推奨する。

  4.　調査によると、ハンターの血清サンプルの 8.3% がオズウイルスに感染していた。← 2人÷24人＝8.3%

〔全訳〕

　オズウイルスは5年前に日本でマダニから分離された新種のウイルスで、実験的に感染させたマウスが死亡したことが報告されている。2013 年から 2019 年にかけて、ある研究グループが、24 人のハンターと、日本で捕獲された 240 頭の野生動物から採取した血清サンプルの中に、オズウイルスがあるかどうかをモニターした。その結果、2人のハンターから感染の兆候であるオズウイルス抗体が検出された。野生動物については、サルの 47.5%、イノシシの 60.5%、シカの 73.7% の血清からオズウイルス抗体が検出された。

　2023 年6月、70 代の女性がマダニに咬まれたことでオズウイルスに感染し、心筋炎で死亡したため、ヒトで初の致死例が発生したというニュースが全世界で発表された。この女性には海外渡航歴はなく、日本でマダニに噛まれたことは明らかであった。野生動物や人への感染の可能性は報告されていたが、人への感染は世界初であった。そのため、科学者たちはこのニュースに驚愕した。

　2022 年夏、女性は発熱、疲労、関節痛などの症状を発症し、病院を訪れた。彼女は当初、肺炎と診断され、自宅で服用する薬を渡された。しかし、抗生物質を服用している間も病状は改善せず、むしろ悪化したため入院となった。精密検査の結果、マダニが彼女の足で血を吸っているのが見つかった。医師は懸命の治療を施したが、彼女は約1ヵ月後に死亡した。解剖の結果、オズウイルスに感染していたことが判明した。

　人がどのようにしてこのウイルスに感染するのか、正確なところはまだわかっていないが、ウイルスを媒介するマダニに咬まれたことが原因である可能性が高い。日本以外では今のところオズウイルスは見つかっておらず、死亡例もこれだけであるため、このウイルスの危険

性を推し量るのは難しい。現時点では有効な治療法はなく、症状を和らげる治療しかできないが、このようなマダニに刺された人は、医師の手によってマダニを除去してもらう必要がある。さらに、マダニが活動する可能性のある森林や茂みに行く必要がある人は、肌の露出を避け、長袖シャツと長ズボンを着用することをお勧めする。

数　学

解答　6年度

第一問

〔解答〕

(1)

1	2
4	6

(2)

3	4	5	6	7	8
6	0	1	3	5	4

〔出題者が求めたポイント〕

(1)　実数

x の値の範囲を a で表わす。

$f(a) \leq x \leq g(a)$ とする。

a に数を代入し，この範囲の整数 x が k, l

$(k < l)$ と2個のみのとき，

$f(a) \leq k-1$, $l+1 \leq g(a)$ なる a をそれぞれ求め，2

つのうち小さい方が最小値となる。

$\sqrt{3} \doteqdot 1.73$ として計算するとよい。

(2)　三角比

R を外接円の半径とすると，正弦定理より

$$\frac{AB}{\sin\angle ACB} = 2R$$

$AC = x$ として，余弦定理より求める。

$$AB^2 = CA^2 + CB^2 - 2CA \cdot CB\cos\angle ACB$$

〔解答のプロセス〕

(1)　$|5x + \sqrt{3}| \leq \sqrt{a}$ より　$-\sqrt{a} \leq 5x + \sqrt{3} \leq \sqrt{a}$

$$-\frac{\sqrt{a} + \sqrt{3}}{5} \leq x \leq \frac{\sqrt{a} - \sqrt{3}}{5}$$

$\sqrt{3} \doteqdot 1.73$ として，$\sqrt{a} = 2$ を代入

$-0.746 \leq x \leq 0.05$　より 0 のみ（不適）

$\sqrt{a} = 6$ のとき

$-1.546 \leq x \leq 0.854$　より -1, 0

$\dfrac{\sqrt{a} - 1.73}{5} \geq 0+1$ のとき，$\sqrt{a} \geq 6.73$

$-\dfrac{\sqrt{a} + 1.73}{5} \leq -1-1$ のとき，$\sqrt{a} \geq 8.28$

よって，$\sqrt{a} \geq 6.73$　より

$a \geq 6.73^2 = 45.2929$

従って，a の最小値は 46

(2)　正弦定理より，$\dfrac{\sqrt{3}}{\sin\angle ACB} = 2 \times 1$

$\sin\angle ACB = \dfrac{\sqrt{3}}{2}$　で鋭角により　$\angle ACB = 60°$

$AC = x$ とすると余弦定理より

$$\frac{1}{4} + x^2 - 2\frac{1}{2}x\frac{1}{2} = 3$$

$$4x^2 - 2x - 11 = 0$$

$$x = \frac{1 \pm \sqrt{1+44}}{4} = \frac{1 \pm \sqrt{45}}{4} = \frac{1 \pm 3\sqrt{5}}{4}$$

$x > 0$　より　$x = \dfrac{1 + 3\sqrt{5}}{4}$

第二問

〔解答〕

(1)

9	10	11	12	13	14	15
5	0	6	1	0	1	2

(2)

16	17
5	2

〔出題者が求めたポイント〕

(1)　整数

2024 を素因数分解する。各素因数の指数が最小の偶

数になるような整数をかける。

p, q, r が素因数で，p^3qr のとき pqr をかける。

$\sqrt{p^4q^2r^2} = p^2qr$

(2)　三角比

$AB^2 + CA^2 = BC^2$ より $\angle BAC = \angle R$ で BC が外接円

の直径である。従って，円の中心 J は BC の中点であ

る。内接円と辺 AB，辺 AC，辺 BC の接点を D，E，

F とし，内接円の半径を r とする。

$$\frac{1}{2}AB \cdot r + \frac{1}{2}AC \cdot r + \frac{1}{2}BC \cdot r = \frac{1}{2}AB \cdot AC$$

$AD = AE = x$, $BD = BF = y$, $CE = CF = z$

とする。

$x + y = AB$, $y + z = BC$, $x + z = AC$

より，x, y, z を求める。

内接円の中心を I とすると，△IFJ において，

$$IJ^2 = IF^2 + FJ^2$$

ここで IF $= r$, FJ $=$ BF $-$ BJ

〔解答のプロセス〕

(1)　$2024 = 2^3 \times 11 \times 23$

よって，$n = 2 \times 11 \times 23 = 506$

$\sqrt{2024n} = \sqrt{2^4 \times 11^2 \times 23^2} = 2^2 \times 11 \times 23 = 1012$

(2)　$AB^2 + CA^2 = BC^2$ より $\angle BAC = \angle R$ で BC が外接

円の直径である。従って，円の中心 J は BC の中点で

ある。$BJ = \dfrac{5}{2}$

中心が I の内接円の半径を r

とし，内接円と，三角形の辺

AB，辺 AC，辺 BC の接点

を D，E，F とする。

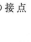

$AD = AE = x$,

$BD = BF = y$, $CE = CF = z$

とする。

$$\frac{1}{2}4r + \frac{1}{2}3r + \frac{1}{2}5r = \frac{1}{2}4 \cdot 3$$

$6r = 6$　より　$r = 1$, IF $= 1$

$x + y = 4$, $y + z = 5$, $x + z = 3$

$2(x + y + z) = 12$　よって，$x + y + z = 6$

$x = 1$, $y = 3$, $z = 2$, BF $= 3$

$$IJ = \sqrt{1^2 + \left(3 - \frac{5}{2}\right)^2} = \sqrt{1 + \frac{1}{4}} = \frac{\sqrt{5}}{2}$$

第三問

〔解答〕

(1)

18	19	20
2	2	2

(2)

21	22	23	24	25
2	1	7	7	2

〔出題者が求めたポイント〕

(1) 対数関数

$$\log_y x = \frac{1}{\log_x y}, \ \log_a R = n \Leftrightarrow R = a^n$$

上の式を，$\log_x y = t$ として，t を求める。

$\log_x y = n$　より　$y = x^n$

$\log_x \dfrac{x+y}{3} = 1$　より　$\dfrac{x+y}{3} = x^1$

2つ式を連立して x, y を求める。

(2) 微分積分

C_1, C_2 を連立して交点を求める。

(x_1, y_1), $(x_2, y_2)(x_1 < y_1)$ とする。

2つの交点を通る直線の方程式は

$$y = \frac{y_2 - y_1}{x_2 - x_1}(x - x_1) + y_1$$

平行線は，傾きが同じ。ℓ の傾きを m とする。

$f(x) = -x^2 + 4x + 16$　とすると

$f'(x) = m$　より　$x = t$ となるとき

C_2 の接線は，$y = m(x - t) + f(t)$

面積は，$\displaystyle\int_{x_1}^{x_2} (C_2 の y - C_1 の y)dx$

〔解答のプロセス〕

(1) $\log_x y = t$ とおく。

$\log_x y + \log_y x = -2$　より　$\log_x y + \dfrac{1}{\log_x y} = -2$

従って，$t + \dfrac{1}{t} = -2$　より　$t^2 + 2t + 1 = 0$

$(t+1)^2 = 0$　よって　$t = -1$

$\log_x y = -1$　より　$y = x^{-1} = \dfrac{1}{x}$　　…①

$\log_x \dfrac{x+y}{3} = 1$　より　$\dfrac{x+y}{3} = x^1$

よって，$y = 2x$　　　　…②

①②より　$2x = \dfrac{1}{x}$　よって，$x^2 = \dfrac{1}{2}$

x は対数の底より $x > 0$，従って，$x = \dfrac{\sqrt{2}}{2}$

$\quad y = \sqrt{2}$

(2) $x^2 = -x^2 + 4x + 16$　より　$2x^2 - 4x - 16 = 0$

$2(x+2)(x-4) = 0$　$x = -2, 4$

交点は，$(-2, 4)$, $(4, 16)$

$\ell : y = \dfrac{16-4}{4+2}(x+2) + 4 = 2x + 8$

$f(x) = -x^2 + 4x + 16$ とすると　$f'(x) = -2x + 4$

$-2x + 4 = 2$　より　$x = 1$

$f'(1) = -2 + 4 = 2$, $f(1) = -1 + 4 + 16 = 19$

$y = 2(x-1) + 19 = 2x + 17$

$$\int_{-2}^{4} (-x^2 + 4x + 16 - x^2)dx$$

$$= \int_{-2}^{4} (-2x^2 + 4x + 16)dx$$

$$= \left[-\frac{2}{3}x^3 + 2x^2 + 16x \right]_{-2}^{4}$$

$$= \left(-\frac{128}{3} + 32 + 64 \right) - \left(+\frac{16}{3} + 8 - 32 \right)$$

$$= \frac{160}{3} - \left(-\frac{56}{3} \right) = 72$$

第四問

〔解答〕

(1)

26	27	28	29	30
5	1	1	2	3

(2)

31	32
5	4

〔出題者が求めたポイント〕

(1) 数列

等比数列の初項 a，公比 r とする。$a_n = ar^{n-1}$

$a_1 = a$, $a_2 = ar$, $a_3 = ar^2$　を代入し a, r を求める。

(2) ベクトル

$|\vec{a} + \vec{b}| = 5 \Leftrightarrow (\vec{a} + \vec{b}) \cdot (\vec{a} + \vec{b}) = 5^2$

$|\vec{a} - \vec{b}| = 3 \Leftrightarrow (\vec{a} - \vec{b}) \cdot (\vec{a} - \vec{b}) = 3^2$

$\vec{a} \cdot \vec{a} + \vec{b} \cdot \vec{b}$ と $\vec{a} \cdot \vec{b}$ を求めて，与えられた式に代入する。

〔解答のプロセス〕

(1) 等比数列 $\{a_n\}$ の初項 a，公比 r とする。

$a_n = ar^{n-1}$

よって，$a_1 = a$, $a_2 = ar$, $a_3 = ar^2$

$2a - 3ar = 0$　より　$a(2 - 3r) = 0$

$a \neq 0$　より　$r = \dfrac{2}{3}$

$a + 2a\dfrac{2}{3} + 3a\dfrac{4}{9} = \dfrac{5}{3}$

$\dfrac{9 + 12 + 12}{9}a = \dfrac{5}{3}$　より　$a = \dfrac{5}{3} \cdot \dfrac{9}{33} = \dfrac{5}{11}$

$a_n = \dfrac{5}{11}\left(\dfrac{2}{3}\right)^{n-1}$

(2) $|\vec{a} + \vec{b}|^2 = 5^2$, $|\vec{a} - \vec{b}|^2 = 3^2$　より

$\vec{a} \cdot \vec{a} + 2\vec{a} \cdot \vec{b} + \vec{b} \cdot \vec{b} = 25$　　　…①

$\vec{a} \cdot \vec{a} - 2\vec{a} \cdot \vec{b} + \vec{b} \cdot \vec{b} = 9$　　　…②

①＋②　より　$2\vec{a} \cdot \vec{a} + 2\vec{b} \cdot \vec{b} = 34$

よって，$\vec{a} \cdot \vec{a} + \vec{b} \cdot \vec{b} = 17$

①－②より　$4\vec{a} \cdot \vec{b} = 16$

よって，$\vec{a} \cdot \vec{b} = 4$

$(\vec{a} + 2\vec{b}) \cdot (2\vec{a} + \vec{b}) = 2\vec{a} \cdot \vec{a} + (1+4)\vec{a} \cdot \vec{b} + 2\vec{b} \cdot \vec{b}$

$\qquad = 2(\vec{a} \cdot \vec{a} + \vec{b} \cdot \vec{b}) + 5\vec{a} \cdot \vec{b}$

$\qquad = 2 \times 17 + 5 \times 4 = 54$

化 学

解答

6年度

第一問

〔解答〕

問1　1. 1

問2　2. 4

〔出題者が求めたポイント〕

問1　原子の構造

問2　コロイド溶液

〔解答のプロセス〕

問1　1. H_2 と NH_3 を比較すると、NH_3 のほうが、原子量が大きいことと、水素結合を形成できることからわずかに体積が小さくなる。

2. 無極性分子の間にもファンデルワールス力は働く。

3. 分子結晶は比較的融点が低い。柔らかいのは正しい。

4. 文章で述べられているのはイオン結晶の性質。

5. 水分子が持っているのは非共有電子対。錯イオンを形成するのは正しい。例えば銅イオンとの錯体は、普段我々が「銅イオンの色」として認識している青色である。

問2　4. チンダル現象は、コロイド粒子によって光が散乱されることによる。

第二問

〔解答〕

問1　3. 5

問2　4. 2

問3　5. 4

〔出題者が求めたポイント〕

問1　ルシャトリエの原理

問2　ハロゲン元素

問3　酸化数

〔解答のプロセス〕

問1　A　体積一定の条件で反応に関与しないガスを加えても反応物の分圧が変化しないので、平衡は移動しない。また、窒素は水素と(わずかながら)反応するため、水素が減少すると平衡は左に移動する。

B　エタンを加えると平衡は左へ移動する。

C　全圧一定の条件で反応に関与しないガスを加えると、分圧が低下し、気体分子数が増加する方向に平衡は移動する。この反応では左への移動が気体分子を増やす方向である。

D　温度を上げると吸熱反応が進む。右への移動は発熱反応なので、平衡は左へ移動する。

以上から、平衡が右に移動するものは一つもない。

問2　1. 酸化力が最も強いのはフッ素。選択肢の文章は真反対。

2. 正しい。

3. HF だけは水素結合をつくるので、沸点が高くなる。

4. HF だけは弱酸となる。

5. AgF だけは水に溶ける。

問3　それぞれの酸化数は以下の通り。

1. ＋4　　2. ＋5　　3. ＋6

4. ＋7　　5. ＋6　　6. －3

第三問

〔解答〕

問1　6. 5　　7. 3　　8. 4　　9. 2　　10. 6

問2　11. 12. 28　　13. 2

〔出題者が求めたポイント〕

問1　陽イオンの分析

問2　硝酸の製法

〔解答のプロセス〕

問1　希塩酸を加えて沈殿が生成するものは、選択肢のイオンの中では銀のみ。よってAは銀。

「続いて」とあるので、希塩酸の入った酸性条件のまま硫化水素を吹き込んだことが分かる。選択肢の中で該当するのは銅のみ。よってBは銅。

選択肢の金属単体のうち濃硝酸に溶けないのは不働態をつくるアルミニウムと鉄、そしてそもそも濃硝酸では酸化されない白金の3つ。このうち塩酸にも溶けないのは白金なので、Eは白金。

鉄やアルミニウムのイオンを含む溶液にアンモニア水を加えると、どちらも水酸化物の沈殿が生じる。このうち赤褐色なのは水酸化鉄(Ⅲ)なので、Dは鉄。

Cは両性元素である。Cが濃硝酸に溶けていることからCはアルミニウムではないので、亜鉛と分かる。

問2　オストワルト法はアンモニアの酸化で硝酸を作る。その反応は全体で

$$NH_3 + 2O_2 \longrightarrow HNO_3 + H_2O$$

となるから、アンモニア 1mol から硝酸は 1mol 作られることが分かる。よって

$$\frac{1.0 \times 10^2}{22.4} \times 63 = 2.8125 \times 10^2$$

第四問

〔解答〕

問1　14. 3

問2　15. 3

問3　16. 2

問4　17. 2

問5　18. 3

〔出題者が求めたポイント〕

状態変化と状態図

〔解答のプロセス〕

問1　気液平衡とは、気体と液体の混在する状態である。

95℃のタテ線を引くと、C－T 曲線にぶつかること

が分かる。

問2　富士山頂で芯のあるご飯になるのは、水の沸点が低くなるために、高温で炊くことができないからである。水の沸点は問1の考え方とほぼ同じ。

問3　ある温度の氷の圧力を増大させると、状態図上のプロットは真上へ移動する。水の場合はB－T曲線が右下がりなので、圧力を増大させると融点が低下することとなる。

問4　圧力5.0×10^2Paは三重点Tよりも下にあるので、水は固体→気体の変化をする。

問5　1.　液体が蒸発する温度、すなわち沸点は蒸気圧曲線上を変化する。
2.　二酸化炭素は結合に極性があるが、分子全体ではそれが相殺されているので無極性分子である。
3.　液体を冷却していくと、凝固点よりも低い温度で液体でいることがある。これを過冷却という。
4.　－273.15℃は絶対零度。
5.　酸化カルシウムはイオン結晶、黄リンは分子結晶なので、黄リンのほうが融点が低い。事実、酸化カルシウムの融点はおよそ2500℃なのに対し、黄リンは44℃である。

第五問
〔解答〕
問1　19.　2
問2　20.　5
問3　21.　3
問4　22.　7
問5　23.　3
問6　24.　3
問7　25.　6

〔出題者が求めたポイント〕
エステルの構造決定

〔解答のプロセス〕
問1　実験2から、Bは二級アルコールである。選択肢の中で二級アルコールは2の2－ブタノールのみ。

問2　1.　Bはアルコールなので銀鏡反応は示さない。
2.　Bの構造異性体にはアルコールが（Bを除いて）3つ、エーテルが3つ存在する。
3.　炭酸水素ナトリウム水溶液に溶けるのはカルボン酸なので誤り。
4.　2－ブタノールはヒドロキシ基のついた炭素原子が不斉炭素原子となる。
5.　2－ブタノールの分子内脱水物は1－ブテンと2－ブテンの2種で、そのうち2－ブテンには立体異性体が存在する。

$$CH_3CHCH_2CH_3$$
$$| $$
$$OH$$

$$CH_2=CHCH_2CH_3 \qquad CH_3-CH=CH-CH_3$$

問3　o－クレゾールの酸化で得られるのはサリチル酸。

CH₃ / OH　—酸化→　COOH / OH

問4　元のAにはエステル結合が2つあることと、Aが酸素原子を4つ持つことから、Dはカルボン酸である。また、BとCの炭素数がそれぞれ4と7であることから、Dの炭素数は5である。
さらに、実験5の結果から、Dは二重結合を1つ持つこと、実験6からはDが不斉炭素原子を持つことが分かる。条件に合致するのは選択肢の7である。
7の構造は臭素付加で不斉炭素原子を二つ持つGとなることとも矛盾しない。

$$CH_2=CH-\overset{*}{\underset{H}{\overset{CH_3}{C}}}-COOH \xrightarrow{Br_2} CH_2-\overset{*}{\underset{Br}{\overset{H}{C}}}-\overset{*}{\underset{Br}{\overset{CH_3}{C}}}-COOH$$

D　　　　　　　　　　　　　G

問5　Cの酸化で生成するEは、エチルメチルケトンである。その構造異性体のうちカルボニル化合物を持つものは、ケトンがEのみ、アルデヒドが2つある。

$$CH_3-\underset{O}{\overset{\|}{C}}-CH_2CH_3 \qquad H-\underset{O}{\overset{\|}{C}}-CH_2CH_2CH_3$$

$$H-\underset{O}{\overset{\|}{C}}-\underset{CH_3}{\overset{|}{CH}}-CH_3$$

問6　化合物Fはアセチルサリチル酸である。
1.　金属ナトリウムとの反応は、一般的にはアルコール類の反応だがカルボン酸も該当する。正しい。
2.　アセチルサリチル酸は、サリチル酸のヒドロキシ基が酢酸とエステル構造を作ったような構造。正しい。
3.　フェノール性ヒドロキシ基を持つと塩化鉄(Ⅲ)で呈色するが、アセチルサリチル酸にはヒドロキシ基が残っていない。誤り。
4.　アセチルサリチル酸の商品名はアスピリンであり、風邪薬に用いられている。正しい。
5.　アセチルサリチル酸（および原料のサリチル酸にも）容易な分子内脱水反応はない。正しい。

問7　o－クレゾールのベンゼン環上の水素を1つ、臭素原子に置き換えたものは4種類ある。すなわち、ベンゼン環上の水素の位置4か所はすべて互いに区別可能であるから、
$${}_4C_2 = 6$$

o-クレゾール

すべて異なる

第六問

〔解答〕

問1 26. 1
問2 27. 3
問3 28. 29. 30. 884
問4 31. 3

〔出題者が求めたポイント〕

天然有機化学

〔解答のプロセス〕

問2 「還元性を示し」とあるので、還元性を確かめるフェーリング反応か銀鏡反応を考える。ここでは後で「赤色沈殿」とあるので、フェーリング反応を考える。

問3

油脂 A のエステル結合2か所を加水分解していることを考える。

CH₂-OCO-□
CH-OCO-□   +2H₂O
CH₂-OCO-□

CH₂-OCO-□
⟶ CH-OH HOOC-□
CH₂-OH HOOC-□

$354 + 284 + 282 - 18 \times 2 = 884$

問4 標準状態で 6.72L の水素は 0.3mol なので、A1分子に水素が3分子付加することが分かる。

よって二重結合は3つ持っている。

なお、分子量の情報から分子量 284 の脂肪酸は $C_{17}H_{35}COOH$（ステアリン酸）、282 は $C_{17}H_{33}COOH$（オレイン酸）、モノグリセリドに結合したままの脂肪酸は $C_{17}H_{31}COOH$（リノール酸）である。ここからも二重結合が3つであることが分かるはずである。

令和5年度

問　題　と　解　答

令和5年度

英 語

問題

(40分)

5年度

Ⅰ. 次の各英文の（　　　　）に入る語句として最も適切なものを，それぞれ1から4の中から1つ選び，その番号をマークしなさい。　　【 解答番号 1 ～ 8 】

1. It is pleasing for most people to be (　　　　) by others for their accomplishments.
   1. claimed
   2. deceived
   3. neglected
   4. recognized

   1

2. Much of health professionals' work is related to patient (　　　　).
   1. safe
   2. safely
   3. safes
   4. safety

   2

3. Perrine is such a great simultaneous interpreter that she (　　　　) a good salary.
   1. commands
   2. hinders
   3. motivates
   4. supports

   3

4. Where the soil is (　　　　), it results in high yield of crops and better quality of plants.
   1. contaminated
   2. influential
   3. nutrient-rich
   4. over-populated

   4

5. In return for the various taxes we pay, we all expect certain (　　　　) from our government.
   1. benefits
   2. complaints
   3. debts
   4. risks

   5

6. The police were trying to maintain (　　　　) on the streets outside the stadium.
   1. order
   2. reputation
   3. traditions
   4. transactions

   6

7. There are numerous dental clinics which (　　　　) in esthetic treatment.
   1. cure
   2. give
   3. operate
   4. specialize

   7

8. This is the point (　　　　) some of the committee members could not agree.
   1. that
   2. what
   3. where
   4. which

   8

Ⅱ. 次の各英文の下線部の文脈における意味として最も近いものを，それぞれ1から4の中から1つ選び，その番号をマークしなさい。 【 解答番号 ┃ 9 ┃ ～ ┃ 11 ┃ 】

1. A subtle change began to overtake the girl by degrees and transformed her into another person.
   1. annually
   2. gradually
   3. remarkably
   4. suddenly

┃ 9 ┃

2. Ruth had an unpleasant encounter with her neighbor at the garbage collection site.
   1. calculation
   2. meeting
   3. odor
   4. reception

┃ 10 ┃

3. I have been in correspondence with Charles for the past two decades.
   1. communicating in writing with
   2. in a tense atmosphere with
   3. keeping an eye on
   4. of equal status to

┃ 11 ┃

Ⅲ. 次の各英文で間違っている箇所を，それぞれ1から4の中から1つ選び，その番号をマークしなさい。 【 解答番号 ┃ 12 ┃ ～ ┃ 14 ┃ 】

1. These chemicals are safe, but when mixing with water they may have a harmful
           1   2   3
   effect on you.
          4

┃ 12 ┃

2. The drugstore is almost out of toilet paper, so there are lesser piles on the shelves
              1   2   3
   than yesterday.
        4

┃ 13 ┃

3. Because the price was ridiculous high, no one thought about purchasing
                          1   2   3
   that product.
        4

┃ 14 ┃

IV. 次のAとBの会話が一番自然な流れとなるように, (　　　) の中に入る応答として最も適切なものを, それぞれ1から4の中から1つ選び, その番号をマークしなさい。

【 解答番号 | 15 | ～ | 17 | 】

1. A: Could you tell us about your greatest achievement in your current company?

   B: I succeeded in increasing customer engagement by 150% compared to the previous year. Thanks to that achievement, I got promoted.

   A: (　　　)

   1. Oh, that's why you didn't accept the job.
   2. Why don't you make an engagement with the customer?
   3. That's not really good for me, so I came here.
   4. Why do you want to get a position in our company, then?

   | 15 |

2. A: Are you all right?

   B: What... what happened?

   A: You lost consciousness, and somebody called the ambulance. Can you answer a few questions for me?

   B: Okay... I'll try.

   A: (　　　)

   1. Are these medicines available?
   2. Have you ever blacked out before?
   3. How low is too low for blood pressure?
   4. Would you give me your thoughts?

   | 16 |

3. A: Hamburgers and steaks on the menu? Isn't this a vegetarian restaurant?

   B: Yes, we serve nothing but vegetarian food. All meat dishes are made with meat substitutes.

   A: I see. How do they taste?

   B: (　　　)

   1. You shouldn't have tried to get any substitutes.
   2. Fresh vegetables are good for your health.
   3. They haven't ordered anything, so we can't tell.
   4. I'm sure you will like any dishes you choose.

   | 17 |

Ⅴ. 次の各英文の空欄に入る語として最も適切なものを，それぞれ1から4の中から1つ選び，その番号をマークしなさい。　【 解答番号　18 　～　24 　】

(A)　Monkeypox* is a disease caused by the monkeypox virus, and several thousand cases had been （　ア　） across over forty countries by the beginning of summer of 2022. Although it was first identified in laboratory monkeys, wild animals like squirrels and rats are the species that are （　イ　） to the virus, not monkeys. The virus can be （　ウ　） from animals to humans when the latter are bitten or scratched by an infected animal. Monkeypox patients often experience symptoms including fever, chills, body aches, fatigue, and terrible skin rashes*. It is not considered a highly infectious disease like COVID-19, but it is （　エ　） to avoid having close contact with an infected person.

monkeypox*　サル痘　　　rash*　発疹

ア	1. anticipated	2. detected	3. relieved	4. unified	18
イ	1. available	2. indispensable	3. reasonable	4. vulnerable	19
ウ	1. transformed	2. translated	3. transported	4. transmitted	20
エ	1. sensational	2. sensible	3. sensory	4. sensitive	21

(B)　There are a large number of children and young adults who provide care for a sick or disabled parent. Also, some children have a parent who has a very serious, （　オ　） life-threatening illness. The death of a parent becomes an extremely stressful life （　カ　） for children if they are left behind. Sometimes, when children see their mother or father lying on a hospital bed, looking very pale and weak, and connected to a life support-system and monitors, they are so distressed that they run away from the hospital. Or sometimes, children sit quietly outside the intensive care unit and （　キ　） to talk. Other children may behave like everything is just normal. Just like parents with sick and dying children need mental support, children with very sick parents also need help.

オ	1. necessarily	2. possibly	3. slightly	4. unlikely	22
カ	1. event	2. highlight	3. insurance	4. sentence	23
キ	1. criticize	2. encourage	3. refuse	4. tend	24

VI. 次の英文を読み，３つの設問に対して最も適切な答えをそれぞれ１から４の中から１つ選び，その番号をマークしなさい。 【 解答番号 25 ～ 27 】

　　Millions of people around the world depend on traditional medicine as one option of treatment for many illnesses. The term 'traditional medicine' refers to all the knowledge, skills and practices that native customs and different cultures have used over the years. Traditional medicine intends to support good health, prevent a disease or identify its causes, and treat physical and mental illnesses. It includes old practices, such as treatments using herbs, traditional Chinese medicine like acupuncture*, and Ayurvedic medicine. Ayurvedic medicine is one of the traditional Indian medical treatments that use certain types of food, yoga, massage, and medical oils, in order to promote health. Nearly half of all human medicines now in use are originally derived from natural sources. This shows how important it is to preserve biological diversity and sustainability.

Traditional medicine is playing a more and more important role in the world of modern science, and methods to study traditional medicine are quickly developing. For example, AI* is used today to map data and trends in traditional medicine and to study natural products. Also, fMRI* is used to study brain activity and the 'relaxation response'. The relaxation response is part of some traditional medicine therapies, such as calm thinking and yoga, which are more widely used for mental health and well-being in times of stress. Mobile phone apps*, online courses, and other technologies have also made traditional medicine popular again.

However, today, many countries' national health systems do not yet fully bring together the millions of traditional medicine workers, courses of study, healthcare facilities and healthcare expenses. To help solve this problem, as well as develop and build the evidence base for the safety and effectiveness of traditional medicine, the World Health Organization* (WHO) established its Global Centre for Traditional Medicine in India on April 19, 2022. Although its facility is located in India, it is meant to be used by all countries of the world, and to be helpful to them.

acupuncture* 鍼療法　　　AI* (artificial intelligence) 人工知能

fMRI* (functional magnetic resonance imaging) 機能的磁気共鳴画像法

app* (application) アプリ　　　World Health Organization* 世界保健機関

1. What is the main idea of the passage?

    1. A majority of medicines used in the world today originate from naturally occurring materials.

    2. More people are in urgent need of scientifically-proven traditional medicine to protect the environment.

    3. The world is seeing a trend in the acceptance of and public interest in traditional medicine.

    4. WHO is trying to select traditional medicine products for treatment and prevention of infectious diseases.

    | 25 |

2. In line three in the third paragraph, the phrase 'this problem' means:

    1. The contribution of traditional medicine to national health systems is not realized in many countries.

    2. We need to use sustainable medicine that is good for both the environment and people.

    3. A shortage of traditional medicine workers threatens effective healthcare coverage.

    4. Students have difficulty paying for training to become traditional medicine workers.

    | 26 |

3. Which of the following is NOT implied in the passage?

    1. Medicinal plants are of great importance not only to the health of individuals and communities, but also to the development of modern science.

    2. The application of advanced technology to traditional medicine is enabling the use of traditional medicine to become more common.

    3. Traditional medical practitioners understand the social and cultural background of local people well.

    4. The personnel represented by practitioners of traditional medicine is a potentially important resource for the delivery of healthcare.

    | 27 |

Ⅶ. 次の英文を読み，３つの設問に対して最も適切な答えをそれぞれ１から４の中から１つ選び，その番号をマークしなさい。 【 解答番号 | 28 | ～ | 30 | 】

Heatstroke is a condition that may occur when the body temperature rises above 40 degrees Celsius. Being in hot, humid conditions for a long time increases the risk of having heatstroke because the body becomes unable to <u>control</u> its temperature. When the condition is severe, a medical emergency that requires immediate care is necessary. Heatstroke can occur not only when a person is exposed to the sun over an extended period, but also when one is sitting in high temperatures for a long time, such as in a room without any air conditioning. Common symptoms of heatstroke include a headache, confusion, dizziness, vomiting*, loss of consciousness, and an abnormal lack of sweat or excessive sweating. If left untreated, heatstroke can lead to organ failure or even death.

Since the COVID-19 pandemic, wearing face masks has become one of the common lifestyle choices. It is suggested, however, face masks may actually inhibit the body's ability to control heat in hot and humid conditions, which will increase the risk of having heatstroke. Therefore, the governments of many countries have encouraged people to take off their face masks during intense work or hard exercise in such conditions. The increased airflow resistance of the respiratory* system is considered one possible underlying mechanism for the risk of developing heatstroke when wearing face masks. When the airflow resistance is increased, the load applied to respiratory muscles becomes larger. Although there are several suggestions about the possible mechanisms for an increase in the risk of heatstroke, these have not been clarified.

Nowadays wearing face masks outdoors is no longer necessary if an appropriate social distance can be maintained. However, wearing face masks should (   ) be considered for people who cannot get vaccinations against COVID-19 for various reasons. As for small children, they are advised to take off their face masks especially in summer while walking to school and during sporting activities to avoid heatstroke. Children under two years old are also recommended not to wear face masks even in a room with many other people because such small children cannot remove their masks themselves easily even if they feel uncomfortable breathing.

vomiting*　嘔吐　　　respiratory*　呼吸器の

1. Which of the following can be replaced with the underlined word in the first paragraph?

   1. assemble

   2. justify

   3. persist

   4. regulate

28

2. Which of the following words would be the most appropriate to put into the blank in the third paragraph?

   1. hardly

   2. later

   3. still

   4. then

29

3. According to the passage, which of the following is true?

   1. Heatstroke occurs only when a person stays outside for a long time, sweats too much, and does not take enough rest.

   2. Staying inside and drinking various kinds of cold drinks prevents a person from developing heatstroke.

   3. Intense work and vigorous exercise with face masks on under hot and humid conditions may increase the risk of having heatstroke.

   4. Wearing face masks is not required anymore for small children because many of them are vaccinated against COVID-19.

30

数　学

問題

（40分）

第一問　△ABC において，AB = 5, BC = 7, CA = $4\sqrt{2}$ とし，点 A から辺 BC に下ろ

した垂線を AH として，次の問に答えよ。

(1) 垂線 AH の長さは $\boxed{}^{1)}$ である。

(2) 辺 AB 上に点 P を，辺 AC 上に点 Q を，PQ ∥ BC となるようにとる。

PQ = x $(0 < x < 7)$ とすると，△HPQ の面積 $S(x)$ は

$$S(x) = -\dfrac{\boxed{}^{2)}}{\boxed{}^{3)}}\, x^2 + \boxed{}^{4)}\, x$$

と表すことができる。この $S(x)$ は $x = \dfrac{\boxed{}^{5)}}{\boxed{}^{6)}}$ のときに最大値 $\dfrac{\boxed{}^{7)}}{\boxed{}^{8)}}$ を

とる。

第二問　次の問に答えよ。

(1) 箱Aの中には1から5までの異なる自然数が1つずつ書かれた球が5個入っている。また，箱Bには6から11までの異なる自然数が1つずつ書かれた球が6個入っている。箱A，Bから1個ずつ球を取り出し，箱Aから取り出した球に書かれていた自然数をa，箱Bから取り出した球に書かれていた自然数をb，$3a+2b=c$とするとき，aが素数になる確率は $\dfrac{\boxed{9)}}{\boxed{10)}}$ であり，cが素数になる確率は $\dfrac{\boxed{11)}}{\boxed{12)}\ \boxed{13)}}$ である。

(2) nを整数として，$\sqrt{n^2-10n+2}$が整数となるときのnの最大値は $\boxed{14)}\ \boxed{15)}$ であり，最小値は $-\boxed{16)}$ である。

第三問 次の問に答えよ。

(1) $a^x + a^{-x} = 4$ $(a > 0,\ a \neq 1)$ のとき, $a^{\frac{3}{2}x} + a^{-\frac{3}{2}x} = \boxed{17)}\sqrt{\boxed{18)}}$ である。

(2) $\displaystyle\int_b^x f(t)dt = 6x^2 + 7x - 3$ のとき, $f(x) = \boxed{19)}\,\boxed{20)}\,x + \boxed{21)}$ であり,

$b = -\dfrac{\boxed{22)}}{\boxed{23)}}$, $\dfrac{\boxed{24)}}{\boxed{25)}}$ である。

第四問　次の問に答えよ。

(1) 平面上において $\triangle ABC$ と点 P が $2\overrightarrow{PA} + 3\overrightarrow{PB} + 4\overrightarrow{PC} = \vec{0}$ を満たしているとき，

2点 A, P を通る直線が辺 BC と交わる点を D とすると，

$$\frac{BD}{CD} = \frac{\boxed{26)}}{\boxed{27)}}\,, \quad \frac{AP}{PD} = \frac{\boxed{28)}}{\boxed{29)}}$$

である。

(2) 2つの等差数列 $\{a_n\} : 2,\ 5,\ 8,\ \cdots\cdots,\ 290$ と $\{b_n\} : 4,\ 9,\ 14,\ \cdots\cdots,\ 344$ の共通

項を順に並べた数列を $\{c_n\}$ とするとき，$\{c_n\}$ の初項は $\boxed{30)}\ \boxed{31)}$ であり，末項は

$\boxed{32)}\ \boxed{33)}\ \boxed{34)}$ である。

化 学

問題

(40分)

5年度

第 一 問　次の問1〜3に答えよ。ただし，原子量は，H＝1.0，O＝16，Na＝23，S＝32，Fe＝56とする。

[解答番号 　1　 〜 　3　]

問1　次の記述のうち，最も適切なものを選べ。

[解答番号 　1　]

1.　水素結合は，共有結合より強い結合である。
2.　一般に，一定質量の水の体積は，固体，液体，気体の順に大きくなる。
3.　氷が融けて水になる変化は，物理変化である。
4.　純物質の凝固点は，融点より高い。
5.　一般に，性質や構造の似た分子では，分子間力が大きいほど沸点が低い。

問2　次の5つの化合物のうち，同じ質量中に含まれる硫黄の物質量が最も多いものを選べ。

[解答番号 　2　]

1.　H_2SO_4　　　　2.　$FeSO_4$　　　　3.　Fe_2S_3
4.　$Na_2S_2O_3$　　　5.　SO_2

問3　200gの硝酸カリウムが溶けている80℃の水溶液が400gある。この水溶液の温度を上げて一部の水を蒸発させてから，40℃まで温度を下げたところ，86.0gの硝酸カリウムが析出した。蒸発した水の質量〔g〕として，最も近い数値を選べ。ただし，硝酸カリウムは水100gに対して，40℃で63.9g，80℃で169g溶けるものとする。

[解答番号 　3　]

1.　12　　　　2.　14　　　　3.　18　　　　4.　22　　　　5.　26
6.　30　　　　7.　34　　　　8.　38　　　　9.　44　　　　0.　52

第 二 問　次の文章を読み，問1〜3に答えよ。ただし，原子量は $O=16.0$，
$Fe=56.0$ とする。

[解答番号 　4　 〜 　9　]

　赤鉄鉱の主成分である Fe_2O_3 の鉄の酸化数は【ア】である。Fe_2O_3 を還元したところ，酸化物 A が得られ，そのモル質量は $232\,g/mol$ であった。酸化物 A は純物質であり，【ア】と【イ】の酸化数をもつ鉄が【ウ】:【エ】の比で共存する。

問1　【ア】と【イ】に入る数値として，最も適切なものをそれぞれ選べ。

【ア】:[解答番号 　4　]
【イ】:[解答番号 　5　]

1.　−4	2.　−3	3.　−2	4.　−1	5.　+1
6.　+2	7.　+3	8.　+4	9.　+5	0.　+6

問2　【ウ】と【エ】に入る数字として，最も適切なものをそれぞれ選べ。ただし，最も小さい組み合わせとなるようにする。また，同じ数字を複数回選んでもよい。

【ウ】:[解答番号 　6　]
【エ】:[解答番号 　7　]

1.　1	2.　2	3.　3	4.　4	5.　5
6.　6	7.　7	8.　8	9.　9	0.　10

問3　酸化物 A の化学式の$\boxed{x}$，$\boxed{y}$にあてはまる数字として，各解答番号欄に対応する数字を1つずつマークせよ。

酸化物 A : $Fe_{\boxed{x}}O_{\boxed{y}}$

　例．解答が Fe_2O_3 の場合，解答番号欄 　8　 ， 　9　 に，それぞれ 　2　 ， 　3　 とマークする。

x:[解答番号 　8　]
y:[解答番号 　9　]

第 三 問　　次の問1〜2に答えよ。ただし，原子量は，H＝1.0，C＝12とし，
すべての気体は理想気体としてふるまうものとする。

[解答番号 $\boxed{10}$〜$\boxed{12}$]

問1　一定温度のもとで，1.2×10^5 Pa のヘリウム 3.0 L と 2.6×10^5 Pa の窒素 2.0 L を
混合し，混合気体の体積を 4.0 L とした。この混合気体の全圧 [Pa] として，最
も近い数値を選べ。

[解答番号 $\boxed{10}$]

1.　9.0×10^4	2.　1.1×10^5	3.　1.8×10^5	4.　1.9×10^5
5.　2.2×10^5	6.　3.8×10^5	7.　4.4×10^5	8.　4.8×10^5
9.　6.8×10^5	0.　1.1×10^6		

問2　プロパンの気体 50 g の標準状態（$P＝1.013\times10^5$ Pa，$T＝273$ K）での
体積【ア】[L] を A 群から，また，この気体中に含まれる水素原子の
物質量【イ】[mol] を B 群から，最も近い数値をそれぞれ選べ。

【ア】：[解答番号 $\boxed{11}$]

A 群 [L]

1.　0.94	2.　1.1	3.　9.4	4.　11	5.　13
6.　15	7.　21	8.　25	9.　30	0.　33

【イ】：[解答番号 $\boxed{12}$]

B 群 [mol]

1.　1.1	2.　1.4	3.　2.0	4.　2.5	5.　4.5
6.　6.1	7.　9.1	8.　9.8	9.　10	0.　14

第 四 問　　次の文章を読み，問1〜2に答えよ。

　　クロム酸イオン CrO_4^{2-} は水溶液中で銀イオン Ag^+ と反応し，クロム酸銀 Ag_2CrO_4 の赤褐色沈殿を生じる。また，塩化物イオン Cl^- も銀イオンと反応し，塩化銀 $AgCl$ の白色沈殿を生じる。25℃における Ag_2CrO_4 の溶解度積は $3.6\times10^{-12}mol^3/L^3$，$AgCl$ の溶解度積は $1.8\times10^{-10}mol^2/L^2$ である。

問1　K_2CrO_4 と $NaCl$ を共に 1.0×10^{-2} mol/L となるように溶かした水溶液 100 mL を 25℃に保ち，攪拌しながら 2.0×10^{-2} mol/L の $AgNO_3$ 水溶液を少量ずつ滴下した。このとき，水に溶解している各種イオンの濃度変化のグラフを以下に示す。なお，曲線 A 〜 D は，Ag^+，CrO_4^{2-}，Cl^-，NO_3^- のいずれかの濃度を表している。$Cr_2O_7^{2-}$ の生成を無視した場合，このグラフにおいて，Ag^+，CrO_4^{2-}，Cl^- それぞれの濃度を表す曲線として，最も適切なものをそれぞれ選べ。

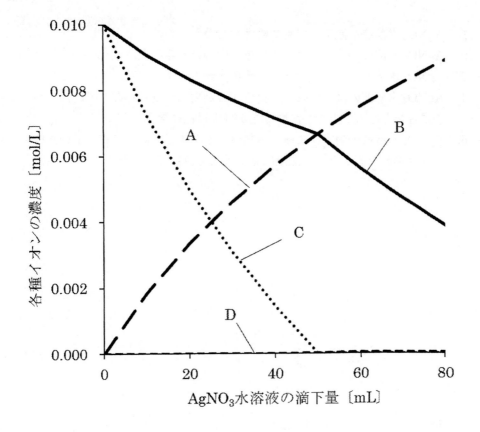

Ag$^+$　：〔解答番号　13　〕
CrO$_4{}^{2-}$ ：〔解答番号　14　〕
Cl$^-$　：〔解答番号　15　〕

1．A　　　　　　　2．B　　　　　　　3．C　　　　　　　4．D

問2　問1の実験において，AgNO$_3$水溶液の滴下量 30 mL の時点で観察されていた現象【ア】，および，AgNO$_3$水溶液の滴下量 60 mL の時点で観察されていた現象【イ】の記述として，最も適切なものをそれぞれ選べ。ただし，滴下直後に沈殿が生じてもすぐに溶解した場合，沈殿は生じていないと見なす。また，同じ記述を複数回選んでもよい。

【ア】：〔解答番号　16　〕
【イ】：〔解答番号　17　〕

1．AgNO$_3$水溶液を滴下しても沈殿は生じなかった。
2．AgNO$_3$水溶液の滴下によって白色沈殿のみが生じた。
3．AgNO$_3$水溶液の滴下によって赤褐色沈殿のみが生じた。
4．AgNO$_3$水溶液の滴下によって白色沈殿が生じ，既に存在していた赤褐色沈殿との混合物となることで，沈殿は見かけ上橙色に変化した。
5．AgNO$_3$水溶液の滴下によって赤褐色沈殿が生じ，既に存在していた白色沈殿との混合物となることで，沈殿は見かけ上橙色に変化した。

第 五 問　次の文章を読み，問1〜2に答えよ。ただし，原子量は，H＝1.00，C＝12.0，N＝14.0，O＝16.0，Na＝23.0，S＝32.0 とする。すべての反応は大気圧 $1.01×10^5$ Pa 下で行った。また，電解質は，水溶液中で完全に電離しているものとする。

[解答番号 18 〜 19]

水 $1.00×10^2$ g にグルコース $C_6H_{12}O_6$ 1.80 g を溶かしたとき，大気圧下における沸点が，$5.15×10^{-2}$ K 上昇した。

問1　水 $1.00×10^3$ g に尿素$(NH_2)_2CO$ 3.60 g を溶かしたとき，沸点は何 K 上昇するか。最も近い数値を選べ。

[解答番号 18]

1.　$2.58×10^{-2}$	2.　$3.09×10^{-2}$	3.　$5.15×10^{-2}$	4.　$6.18×10^{-2}$
5.　$7.73×10^{-2}$	6.　$1.24×10^{-1}$	7.　$1.55×10^{-1}$	8.　$1.86×10^{-1}$
9.　$2.06×10^{-1}$	0.　$2.58×10^{-1}$		

問2　水 $5.00×10^2$ g に硫酸ナトリウム 3.55 g を溶かしたとき，沸点は何 K 上昇するか。最も近い数値を選べ。

[解答番号 19]

1.　$2.58×10^{-2}$	2.　$3.09×10^{-2}$	3.　$5.15×10^{-2}$	4.　$6.18×10^{-2}$
5.　$7.73×10^{-2}$	6.　$1.24×10^{-1}$	7.　$1.55×10^{-1}$	8.　$1.86×10^{-1}$
9.　$2.06×10^{-1}$	0.　$2.58×10^{-1}$		

第　六　問　　次の文章を読み，問1〜5に答えよ。

[解答番号　20　〜　29]

　酢酸エチル合成の実験として，以下の操作を順に実施した。

操作1：酢酸2 mL，エタノール2 mL および
　　　　濃硫酸0.5 mL を試験管に入れた。

操作2：さらに試験管に沸騰石を入れたのち，右
　　　　図に示す反応装置を用いて，80℃の水浴
　　　　中で5分間加熱した。

操作3：試験管を装置から外し，十分に冷却した
　　　　のち，飽和炭酸水素ナトリウム水溶液を
　　　　少しずつ加えた。

操作4：反応液をよく振り混ぜたところ，二層に
　　　　分離した。

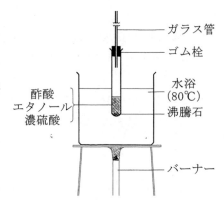

　次に，酢酸エチルと同じ分子式をもつエステルA 〜 C を用いて，以下の実験を順に
実施した。

実験1：A 〜 C を加水分解後，塩酸を加えたところ，A からはD とE が，B からは
　　　　E とF が，C からはG とH がそれぞれ生成した。

実験2：D，F およびH は中性の化合物で，D はヨードホルム反応が陽性であった
　　　　が，F とH は陰性であった。

実験3：E とG は酸性の化合物で，E にフェーリング液を加え熱したところ，赤色
　　　　沈殿を生じた。

問1　操作1〜4において，エタノールに代えて，酸素原子が同位体 ^{18}O のエタノー
　　　ル $C_2H_5{}^{18}OH$ を用いた場合，下記の反応式における生成物【ア】および【イ】
　　　として，【ア】はA群から，【イ】はB群から最も適切なものをそれぞれ選べ。

　　反応式

$$CH_3-\overset{\overset{O}{\|}}{C}-O-H \ + \ C_2H_5-{}^{18}O-H \ \longrightarrow \ 【ア】\ + \ 【イ】$$

【ア】：〔解答番号 20 〕

A群

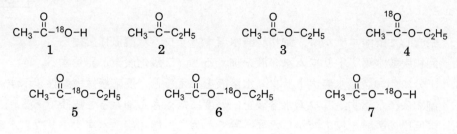

$CH_3-\overset{O}{\underset{\|}{C}}-^{18}O-H$ 1

$CH_3-\overset{O}{\underset{\|}{C}}-C_2H_5$ 2

$CH_3-\overset{O}{\underset{\|}{C}}-O-C_2H_5$ 3

$CH_3-\overset{^{18}O}{\underset{\|}{C}}-O-C_2H_5$ 4

$CH_3-\overset{O}{\underset{\|}{C}}-^{18}O-C_2H_5$ 5

$CH_3-\overset{O}{\underset{\|}{C}}-O-^{18}O-C_2H_5$ 6

$CH_3-\overset{O}{\underset{\|}{C}}-O-^{18}O-H$ 7

【イ】：〔解答番号 21 〕

B群

H_2 1

$H-O-H$ 2

$H-^{18}O-H$ 3

$H-O-^{18}O-H$ 4

C_2H_5-O-H 5

C_2H_6 6

問2　操作1において，濃硫酸を加える目的として，最も適切なものを選べ。

〔解答番号 22 〕

1. エタノールを除く。
2. 反応温度を上げる。
3. 酢酸を除く。
4. 生成物の安定性を高める。
5. 反応温度を下げる。
6. 触媒として機能する。

問3　操作1および2に関する記述として，最も**不適切**なものを選べ。

〔解答番号 23 〕

1. 突沸を防ぐために沸騰石を入れる。
2. 酢酸，エタノールおよび生成した酢酸エチルの蒸発による損失を防ぐために，試験管に十分に長いガラス管を付ける。
3. 内側が濡れた試験管を使用しない。
4. 0℃に冷却した状態で反応を行うと，反応の進行は遅くなる。
5. 純度 100%の酢酸ではなく，酢酸水溶液（酢酸としての量は同じものとする）を用いると，酢酸エチルの生成量は多くなる。
6. この反応をさらに長時間行っても，酢酸，エタノールともに完全には消費されない。

問4　操作3および4に関する記述として，最も**不適切**なものを選べ。

[解答番号　24　]

1. 生成した酢酸エチルは，飽和炭酸水素ナトリウム水溶液に溶ける。
2. 飽和炭酸水素ナトリウム水溶液を加えると，二酸化炭素が発生する。
3. 十分に飽和炭酸水素ナトリウム水溶液を加えると，反応液は塩基性を示す。
4. 飽和炭酸水素ナトリウム水溶液を，一度にたくさん加えると危険である。
5. 未反応の酢酸を反応液から水層へ除くために，飽和炭酸水素ナトリウム水溶液を加える。

問5　化合物 D, E, F, G および H として，D, F, H は A 群から，E, G は B 群から，最も適切なものをそれぞれ選べ。

D：[解答番号　25　]
F：[解答番号　26　]
H：[解答番号　27　]

A 群

CH_3-O-H　　　　CH_3-CH_2-O-H　　　　$CH_3-CH_2-CH_2-O-H$　　　　$CH_3-\underset{\underset{CH_3}{|}}{CH}-O-H$

　　1　　　　　　　　2　　　　　　　　　3　　　　　　　　　4

$CH_3-CH_2-CH_2-CH_2-O-H$　　　　$CH_3-\underset{\underset{CH_3}{|}}{CH}-CH_2-O-H$　　　　$CH_3-CH_2-\underset{\underset{CH_3}{|}}{CH}-O-H$

　　　　5　　　　　　　　　　6　　　　　　　　　7

E：[解答番号　28　]
G：[解答番号　29　]

B 群

$H-\overset{\overset{O}{\|}}{C}-H$　　　　$CH_3-\overset{\overset{O}{\|}}{C}-H$　　　　$H-O-\overset{\overset{O}{\|}}{C}-O-H$　　　　$H-\overset{\overset{O}{\|}}{C}-O-H$

　　1　　　　　　　　2　　　　　　　　3　　　　　　　　4

$CH_3-\overset{\overset{O}{\|}}{C}-O-H$　　　$CH_3-CH_2-\overset{\overset{O}{\|}}{C}-O-H$　　　$CH_3-CH_2-CH_2-\overset{\overset{O}{\|}}{C}-O-H$　　　$CH_3-\underset{\underset{CH_3}{|}}{CH}-\overset{\overset{O}{\|}}{C}-O-H$

　　5　　　　　　　　　6　　　　　　　　　7　　　　　　　　　8

英 語

解答　　　　5年度

I

〔解答〕

1.4　　2.4　　3.1　　4.3
5.1　　6.1　　7.4　　8.3

〔出題者が求めたポイント〕

1. claimed「要求される」。deceived「だまされる」。neglected「無視される」。recognized「認められる」。
2. 名詞が入るので、safety が正解。
3. command a good salary「よい給料を得ている」。
4. contaminated「汚染された」。influential「影響力のある」。nutrient-rich「栄養豊富な」。over-populated「人口過剰の」。
5. benefits「便益」。complaints「苦情」。debts「負債」。risks「リスク」。
6. order「秩序」。reputation「名声」。traditions「伝統」。transactions「取引」。
7. specialize in「～を専門とする」。
8. 関係代名詞なら on which が入るところなので、これに代わる where が正解。

〔問題文訳〕

1. 多くの人にとって、自分の業績が他人から認められることは喜ばしいことだ。
2. 医療従事者の仕事の多くは、患者の安全に関連している。
3. ペリーヌは非常にすぐれた同時通訳者なので、よい給料を得ている。
4. 土壌が栄養豊富なところでは、作物の収量が多く、植物の品質も良くなる。
5. 様々な税金を払う見返りとして、私たちはみな、政府から一定の便益を期待している。
6. 警察は、スタジアム外の路上における秩序を保とうとしていた。
7. 審美的な治療を専門とする歯科クリニックが数多くある。
8. ここが、委員の何人かが同意できなかった点だ。

II

〔解答〕

1.2　　2.2　　3.1

〔出題者が求めたポイント〕

1. 1. annually(毎年)
   2. gradually(徐々に)
   3. remarkably(驚くほど)
   4. suddenly(突然)
2. 1. calculation(計算)
   2. meeting(出会い)
   3. odor(におい)
   4. reception(受付)
3. 1. communicating in writing with(～と書面でコミュニケーションを取って)
   2. in a tense atmosphere with(～と緊張した雰囲気の中に)
   3. keeping an eye on(～に目を光らせて)
   4. of equal status to(～と同等の立場に)

〔問題文訳〕

1. 微妙な変化が徐々に少女を覆い始め、彼女は別人のように変貌していった。
2. ルースはゴミ収集場で隣人と不愉快な出会いをした。
3. 私は過去20年間、チャールズと文通をしている。

III

〔解答〕

1.2　　2.3　　3.1

〔出題者が求めたポイント〕

1. mixing ⟶ mixed
2. lesser piles ⟶ fewer piles
3. ridiculous ⟶ ridiculously

〔問題文訳(間違い箇所を修正したもの)〕

1. これらの化学物質は安全だが、水と混ざるとあなたに有害な影響を与える可能性がある。
2. ドラッグストアはトイレットペーパーがほとんどなくなっていて、昨日よりも棚の上の山が減っている。
3. 値段がとんでもなく高いので、誰もその製品を買おうとは思わなかった。

IV

〔解答〕

1.4　　2.2　　3.4

〔出題者が求めたポイント〕

選択肢訳

1. 1. ああ、だからあなたはその仕事を受けなかったのですね。
   2. お客さんと深くかかわったらどうですか？
   3. それでは本当に困るので、私はこちらに来ました。
   4. では、なぜ当社で職に就きたいのですか？
2. 1. このような薬はありますか？
   2. 今までに意識を失ったことはありますか？
   3. どれくらいの低さが低すぎる血圧ですか？
   4. あなたの考えを聞かせてください
3. 1. 代用品を手に入れようとするのはやめたほうがよい。
   2. 新鮮な野菜は健康にいい。
   3. 彼らは何も注文していないので、私たちは分か

らない。

4. どの料理を選ばれても、きっと気に入ってもらえると思います。

〔全訳〕

1. A：あなたの現在の会社での最大の成果を教えてください。

B：カスタマー・エンゲージメント（顧客との親密度）を前年比 150% にすることに成功しました。その成果により、昇進することができました。

A：では、なぜ当社で職に就きたいのですか？

2. A：大丈夫ですか？

B：何が … 何があったんですか？

A：あなたは意識を失って、誰かが救急車を呼んだのです。いくつか質問に答えられますか？

B：分かりました…　やってみます。

A：今までに意識を失ったことはありますか？

3. A：メニューにハンバーガーとステーキがありますか？　ここはベジタリアン・レストランではないのですか。

B：はい、当店はベジタリアン料理しか出しません。肉料理はすべて代用肉を使っています。

A：そうなんですね。味はどうなんですか？

B：どの料理を選ばれても、きっと気に入ってもらえると思います。

Ⅴ

〔解答〕

(A) ア 2　イ 4　ウ 4　エ 2

(B) オ 2　カ 1　キ 3

〔出題者が求めたポイント〕

(A) 選択肢訳

ア 1. 予期された
2. 確認された
3. 安心した
4. 統一された

イ 1. 利用できる
2. 不可欠な
3. 妥当な
4. 感染しやすい

ウ 1. 変換される
2. 翻訳される
3. 輸送される
4. 伝染する

エ 1. センセーショナルな
2. 賢明な
3. 感覚の
4. 敏感な

(B) 選択肢訳

オ 1. 必ず
2. 場合によっては
3. わずかに
4. ありそうもない

カ 1. 出来事
2. ハイライト
3. 保険
4. 文

キ 1. 批判する
2. 励ます
3. 拒否する
4. 傾向がある

〔全訳〕

(A)

　サル痘は、サル痘ウイルスによって引き起こされる病気で、2022 年の初夏までに 40 カ国以上で数千人の患者が(ア)確認された。これは、実験用のサルで最初に確認されたのだが、このウイルスに(イ)感染しやすいのはサルではなく、リスやネズミなどの野生動物なのだ。ヒトが、感染した動物に噛まれたり、引っかかれたりすることで、動物からヒトにウイルスが(ウ)伝染することがある。サル痘の患者には、発熱、悪寒、体の痛み、倦怠感、ひどい発疹などの症状がよく見られる。COVID-19 のような感染力の強い病気ではないが、感染者との密接な接触は避けるのが(エ)賢明である。

(B)

　病気や障害を持つ親を介護している子どもや若い世代は、非常に多くいる。また中には、親が非常に深刻な、(オ)場合によっては命にかかわるような病気にかかっている子どももいる。親の死は、残された子どもたちにとって極めてストレスの多い人生の(カ)出来事となる。時には、病院のベッドに横たわる父や母の顔色が悪く、生命維持装置やモニターにつながれているのを見て、子どもたちは心痛のあまり、病院から逃げ出すこともある。あるいは、集中治療室の外で静かに座り込んで、話すことを(キ)拒否する子どももいる。また、何もかもが普通であるかのように振る舞おうとする子どももいるだろう。病気で死にそうな子どもを持つ親に精神的なサポートが必要なように、重病の親を持つ子どもにも助けが必要なのだ。

Ⅵ

〔解答〕

1. 3　2. 1　3. 3

〔出題者が求めたポイント〕

選択肢訳

1. 「この文章の主旨は何か」

1. 現在、世界で使用されている医薬品の大半は、自然界に存在する物質に由来する。

2. 環境を守るために、より多くの人が科学的に証明された伝統医学を緊急に求めている。

3. 世界では、伝統医学が受け入れられ、人々の関心が高まる傾向にある。

4. WHO は、感染症の治療や予防のために伝統医薬品の選定を試みている。

2. 「第 3 段落 3 行目で、『この問題』とあるのは次のことを意味している」

1．伝統医学の国民健康保険制度への貢献は、多くの
　　国で実現されていない。
2．私たちは、環境にも人間にも良い、持続可能な医
　　療を使用する必要がある。
3．伝統医療従事者の不足により、効果的な医療保障
　　が脅かされている。
4．伝統医療従事者になるためのトレーニング費用を
　　学生が負担することは困難である。
3．「次のうち、文中で示唆されていないものはどれか」
1．薬用植物は、個人や地域社会の健康だけでなく、
　　現代科学の発展にとっても非常に重要だ。
2．伝統医学に先進技術を応用することで、伝統医学
　　の利用がより一般的になりつつある。
3．伝統医療従事者は、現地の人々の社会的・文化的
　　背景をよく理解している。
4．伝統医療従事者に代表される人材は、医療を提供
　　する上で潜在的に重要な資源である。

〔全訳〕
　世界中の何百万人もの人々が、多くの病気に対する治
療の選択肢の一つとして伝統医学に頼っている。「伝統
医学」という言葉は、先住民の習慣や異文化が長年にわ
たって使ってきたすべての知識、技術、慣習のことを指
すものだ。伝統医学は、健康を維持し、病気を予防し、
あるいはその原因を突き止め、身体的・精神的な病気を
治療することを意図している。伝統医学には、ハーブを
使った治療や、鍼灸などの中国伝統医学、アーユルヴェ
ーダ医学など、古くから行われているものが含まれる。
アーユルヴェーダ医学は、健康促進のために、特定の種
類の食物、ヨガ、マッサージ、薬用オイルなどを用いる
インドの伝統医学のひとつである。現在使用されている
医薬品の半分近くは、もともと天然由来のものだ。この
ことは、生物多様性と持続可能性の保全がいかに重要で
あるかを示している。
　伝統医学は現代科学の世界でますます重要な役割を果
たしつつあり、伝統医学を研究する方法も急速に発展し
ている。例えば、人工知能が今日、伝統医学のデータや
傾向をマップ化し、天然物を研究するために使われてい
る。また、脳の活動や「リラクゼーション反応」を研究
するために fMRI（機能的磁気共鳴画像法）が使われてい
る。リラクゼーション反応は、穏やかな思考やヨガなど、
伝統的な医学療法の一部であり、ストレス時の精神衛生
や幸福のために、より広く利用されているものだ。また、
携帯電話のアプリやオンライン講座などの技術によっ
て、伝統医学は再び人気を集めている。
　しかし、今日、多くの国の国民健康保険制度では、数
百万人の伝統医学従事者、学習コース、医療施設、医療
費などがまだ十分に統合されていないのが現状である。
この問題を解決し、伝統医学の安全性と有効性のエビデ
ンスベースを開発・構築するために、世界保健機関
（WHO）は 2022 年 4 月 19 日にインドに「伝統医学グロ
ーバルセンター」を設立した。その施設はインドにある
が、世界のすべての国によって使用され、役立てられる

ことを目的としている。

Ⅶ
〔解答〕
1. 4　　2. 3　　3. 3
〔出題者が求めたポイント〕
選択肢訳
1．「次のうち、第 1 段落の下線部の語句と置き換えら
　　れるものはどれか。」
　1．assemble（組み立てる）
　2．justify（正当化する）
　3．persist（持続する）
　4．regulate（調節する）
2．「次のうち、第 3 段落の空欄に入れるのに最も適当
　　な語句はどれか。」
　1．hardly（ほとんど〜ない）
　2．later（あとで）
　3．still（今でもまだ）
　4．then（それから）
3．「この文章によると、次のうちどれが正しいか」
　1．熱中症は、人が長時間外にいて、汗をかきすぎ、
　　　十分な休息をとらなかった場合にのみ起こる。
　2．屋内にいて、いろいろな種類の冷たい飲み物を飲
　　　むと、熱中症になるのを防ぐことができる。
　3．高温多湿の環境下でマスクを着用しての激しい作
　　　業や運動は、熱中症になる危険性が高くなる。
　4．COVID-19 の予防接種を受けた子どもが多いので、
　　　マスクの着用はもはや求められていない。
〔全訳〕
　熱中症は、体温が 40℃ 以上になると発症する可能性
がある病気だ。高温多湿の環境に長時間いると、体温を
調節することができなくなるため、熱中症になる危険性
が高くなる。症状が重い場合は、早急な治療が必要な緊
急事態となる。熱中症は、長時間日光に当たった場合だ
けでなく、エアコンのない室内など高温の場所に長時間
座っている場合にも起こる。熱中症の一般的な症状は、
頭痛、錯乱、めまい、嘔吐、意識喪失、汗の異常な欠如
や発汗過多などだ。熱中症を放置すると、臓器不全や死
に至ることさえある。
　COVID-19 の大流行以降、フェイスマスクの着用は一
般的な生活習慣の一つになっている。しかし、マスクは
高温多湿の環境下で体の熱をコントロールする機能を阻
害し、熱中症になるリスクを高める可能性が指摘されて
いる。そのため、各国政府は、そのような状況での激し
い作業やハードな運動時には、フェイスマスクを外すよ
う促している。マスク着用時に熱中症になりやすいの
は、呼吸器系の通気抵抗が増加することが一つの要因と
して考えられている。通気抵抗が大きくなると、呼吸筋
にかかる負荷が大きくなる。熱中症発症のリスク増加の
メカニズムについては、いくつかの指摘があるが、まだ
明確にはなっていない。
　現在では、適切な社会的距離を保つことができれば、

屋外でのマスク着用は不要とされている。しかし，様々な理由でCOVID-19の予防接種を受けられない人は，マスクの着用を(今でもまだ)検討する必要がある。小さな子どもについては、特に夏場の通学時やスポーツ時には、熱中症にならないようにマスクを外すことが推奨される。また、2歳未満の子どもは、息苦しくなっても自分でマスクを外すことができないので、大勢の人がいる部屋でもマスクをしないことを勧める。

数　学

解答

5年度

第一問

〔解答〕

(1)

1
4

(2)

2	3	4	5	6	7	8
2	7	2	7	2	7	2

〔出題者が求めたポイント〕

二次関数

$\triangle ABC$ と $\triangle HPQ$ の高さの比が $BC:PQ=7:7-x$ となることを利用する。

〔解答のプロセス〕

(1) $\cos B = \dfrac{5^2+7^2-(4\sqrt{2})^2}{2\cdot5\cdot7} = \dfrac{3}{5}$

なので，$\sin B = \dfrac{4}{5}(\because \sin B > 0)$

$AH = AB\sin B = 5 \times \dfrac{4}{5} = 4$

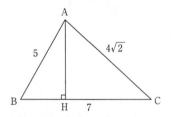

(2) PQ と AH の交点を R とすると，

$\triangle ABC \backsim \triangle APQ$　より　$AH:AR = 7:x$

$\therefore HR = \dfrac{7-x}{7} \times 4$ となるから，

$S(x) = \dfrac{1}{2} \cdot x \cdot \dfrac{4}{7}(7-x)$

$= -\dfrac{2}{7}x^2 + 2x$

$= -\dfrac{2}{7}\left(x - \dfrac{7}{2}\right)^2 + \dfrac{7}{2}$

$\therefore S(x)$ は $x = \dfrac{7}{2}$ で最大値 $\dfrac{7}{2}$ をとる。

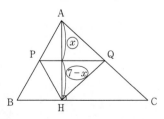

第二問

〔解答〕

(1)

9	10	11	12	13
3	5	3	1	0

(2)

14	15	16
1	7	7

〔出題者が求めたポイント〕

(1) 和 c が素数となる条件は設定が難しいが，「a が偶数」，「b が 3 の倍数」，「a, b が互いに素でない」ものはあてはまらない。

また，球の取り出し方が $5\times6=30$ 通りしかないので，上記の条件で弾かれないものを列挙し，それぞれに c が素数となるかどうかを試すとよい

〔解答のプロセス〕

(1) $1\sim5$ の中で素数であるものは 2, 3, 5 の 3 つ

よって，$\dfrac{3}{5}$

「a が偶数」，「b が 3 の倍数」，「a, b が 1 以外の共通因数をもつ」のいずれかを満たすものは $3a+2b=c$ が素数にならない。これらの条件から外れた (a, b) の組とそのときの c の値を列挙すると，次のようになる。

$(1, 7), c=17$　$(3, 7), c=23$　$(5, 7), c=29$
$(1, 8), c=19$　$(3, 8), c=25\times$　$(5, 8), c=31$
$(1, 10), c=23$　$(3, 10), c=29$　$(5, 11), c=37$
$(1, 11), c=25\times$　$(3, 11), c=31$

$c=25$ は素数ではないので除くと 9 通り

$\therefore \dfrac{9}{30} = \dfrac{3}{10}$

(2) $\sqrt{n^2-10n+2} = \sqrt{(n-5)^2-23} = k$ とおく

（k は 0 以上の整数）

$(n-5)^2-23 = k^2$
$\{(n-5)+k\}\{(n-5)-k\} = 23$
$(n-5+k, \ n-5-k)$
$\quad = (1, 23), (23, 1), (-1, -23), (-23, -1)$
$(n, \ k)$
$\quad = (17, -11), (17, 11), (-7, 11), (-7, -11)$
$k \geqq 0$ なので，$(n, \ k) = (17, 11), (-7, 11)$

第三問

〔解答〕

(1)

17	18
3	6

(2)

19	20	21	22	23	24	25
1	2	7	3	2	1	3

〔出題者が求めたポイント〕

(1) 対称式

(2) 積分

$\dfrac{d}{dx}\displaystyle\int_a^x f(t)dt = f(x)$ を利用する。

〔解答のプロセス〕

(1) $\left(a^{\frac{3}{2}x} + a^{-\frac{3}{2}x}\right)^2 = a^{3x} + a^{-3x} + 2$

$\qquad\qquad = (a^x+a^{-x})^3 - 3(a^x+a^{-x}) + 2$

$\qquad\qquad = 4^3 - 3\cdot4 + 2 = 54$

$a^{\frac{3}{2}x} > 0, \ a^{-\frac{3}{2}x} > 0$ より，

$a^{\frac{3}{2}x} + a^{-\frac{3}{2}x} = \sqrt{54} = 3\sqrt{6}$

(2) $\dfrac{d}{dx}\displaystyle\int_b^x f(t)dt = \dfrac{d}{dx}(6x^2 + 7x - 3)$

$\qquad\qquad f(x) = 12x + 7$

$\therefore \displaystyle\int_b^x f(t)dt = \int_b^x (12t + 7)dt$

$\qquad\qquad = \Big[6t^2 + 7t\Big]_b^x$

$\qquad\qquad = 6x^2 + 7x - (6b^2 + 7b)$

$\therefore 6b^2 + 7b = 3 \Leftrightarrow (2b + 3)(3b - 1) = 0$

$\qquad\qquad \Leftrightarrow b = -\dfrac{3}{2},\ \dfrac{1}{3}$

第四問

〔解答〕

(1)

26	27	28	29
4	3	7	2

(2)

30	31	32	33	34
1	4	2	8	4

〔出題者が求めたポイント〕

(1) $-2\overrightarrow{AP} + 3(\overrightarrow{AB} - \overrightarrow{AP}) + 4(\overrightarrow{AC} - \overrightarrow{AP}) = \vec{0}$

$\qquad \overrightarrow{AP} = \dfrac{3\overrightarrow{AB} + 4\overrightarrow{AC}}{9}$

$\qquad\qquad = \dfrac{7}{9} \cdot \dfrac{3\overrightarrow{AB} + 4\overrightarrow{AC}}{7}$

$\qquad \therefore \overrightarrow{AD} = \dfrac{3\overrightarrow{AB} + 4\overrightarrow{AC}}{7}$ より $BD : DC = 4 : 3$

$\qquad \dfrac{BD}{CD} = \dfrac{4}{3}$

$\qquad AP : AD = 7 : 9$ なので，$\dfrac{AP}{PD} = \dfrac{7}{2}$

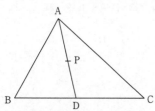

(2) 一般項はそれぞれ $a_n = 3_n - 1,\ b_n = 5_n - 1$

$\quad N \in \{c_n\}$ として，$N = 3x - 1 = 5y - 1(x,\ y$ は自然数$)$

$\qquad\qquad \therefore 3x = 5y \Leftrightarrow x = 5k,\ y = 3k(k$ は自然数$)$

$\therefore c_n = 3 \cdot 5_n - 1 = 15_n - 1$ となるから

初項 $C_1 = 14$

$c_n < 290$ となる最大の n は $n = 19$ で，$c_{19} = 284$

化　学

解答

推　薦

第一問

〔解答〕

問1　1. 3

問2　2. 5

問3　3. 4

〔出題者が求めたポイント〕

小問集合

〔解答のプロセス〕

問1　2. 氷は水よりも体積が大きい。そのため密度が小さくなるので、氷は水に浮くのである。

問2　分子量、式量に占めるSの割合を考える。逆数にすると有限小数となって大小評価がしやすくなる。

$$1.\ H_2SO_4\ \cdots\frac{32}{98} \qquad 2.\ FeSO_4\ \cdots\frac{32}{152}$$

$$3.\ Fe_2S_3\ \cdots\frac{96}{208} \qquad 4.\ Na_2S_2O_3\ \cdots\frac{64}{158}$$

$$5.\ SO_2\ \cdots\frac{32}{64}$$

この中では5のSO$_2$が最も多い。

問3

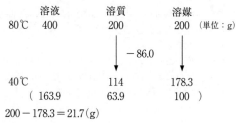

	溶液	溶質	溶媒
80℃	400	200	200　(単位：g)
40℃		114	178.3
	(163.9	63.9	100　)

-86.0

$200-178.3=21.7(g)$

第二問

〔解答〕

問1　4. 7　　5. 6

問2　6. 2　　7. 1

問3　8. 3　　9. 4

〔出題者が求めたポイント〕

鉄の酸化物

鉄にはFe^{2+}とFe^{3+}があるので、酸化物も様々である。

〔解答のプロセス〕

「【ア】と【イ】の酸化数をもつ鉄が」とあるので、+3と+2をあてはめる。+3価と+2価の鉄が混ざった酸化物として、Fe_3O_4を決め打ちしてしまってもよい。Fe_3O_4の式量は、ちょうど232である。

計算で求めるのであれば、$Fe^{2+}:Fe^{3+}=a:b$で含まれるとして、

$$\begin{cases} a+b=x \\ 2a+3b=2y \\ 56x+16y=232 \end{cases}$$　　と式を立てる。

この式は文字が4つなので解くことはできないが、a、b、xをyを用いて表すと、

$$a=\frac{87-20y}{7},\quad b=\frac{18y-58}{7}$$

$$x=\frac{29-2y}{7}$$

a、bがいずれも正の値となるのは$y=4$だけなので、$a=1$、$b=2$、$x=3$、$y=4$　とわかる。

第三問

〔解答〕

問1　10. 5　　問2　11. 18　　12. 7

〔出題者が求めたポイント〕

分圧

〔解答のプロセス〕

問1　$1.2\times10^5\times\dfrac{3}{4}+2.6\times10^5\times\dfrac{2}{4}=2.2\times10^5$　[Pa]

問2　ア. $\dfrac{50}{44}\times22.4=25.4$　…(L)

　　　イ. $\dfrac{50}{44}\times8=9.09$　…(mol)

第四問

〔解答〕

問1　13. 4　　14. 2　　15. 3

問2　16. 2　　17. 5

〔出題者が求めたポイント〕

溶解平衡

〔解答のプロセス〕

問1　CrO_4^{2-}とCl^-はそれぞれ初濃度が0.010[mol/L]である。対してAg^+とNO_3^-は後から加えていくので、沈殿を考えなければ初濃度は0で、右上がりに増加していくはずである。ゆえに、BとCがCrO_4^{2-}とCl^-、AとDがAg^+とNO_3^-とわかる。

さらにAg^+は沈殿を形成するので水溶液中の濃度には表れないが、NO_3^-は沈殿に関わらないので濃度が増加しつづける。

よって、Ag^+はD. NO_3^-はAとわかる。

溶解度積から沈殿しはじめるAg^+の濃度を求めると

Ag_2CrO_4：$[Ag^+]^2[CrO_4^{2-}]=3.6\times10^{-12}$

$[Ag^+]=\sqrt{3.6}\times10^{-5}$[mol/L]

$AgCl$　：$[Ag^+][Cl^-]=1.8\times10^{-10}$

$[Ag^+]=1.8\times10^{-8}$[mol/L]

となることから、$AgCl$の方が先に沈殿することがわかる。BとCを比較すると、Cのイオン種が先に沈殿し、すべて沈殿する(滴下量50mL近辺)とBが沈殿しはじめる。

よって、Cl^-はC、CrO_4^{-2}はBとわかる。

なお、A が直線ではなく上に凸な曲線であること、B がはじめ右肩下がりになっているのは滴下によって溶液の体積が大きくなっているからであり、沈殿の生成によるものではないことに注意する。

問 2　初めは AgCl の白色沈殿が生じ（アは 2）その後 Cl^- が全て沈殿すると（滴下量 50 mL）次に Ag_2CrO_4 の赤褐色沈殿が生じる。（イは 5）

第五問

〔解答〕

問 1　18. 2
問 2　19. 5

〔出題者が求めたポイント〕

沸点上昇

モル沸点上昇が与えられていないので、問題文の前に書かれた情報から予め計算しておく。

〔解答のプロセス〕

$$5.15 \times 10^{-2} = K_b \times \frac{\frac{1.8}{180}[mol]}{0.1[kg]}$$

$$\Longleftrightarrow K_b = 0.515 [K \cdot kg/mol]$$

を用いて考える。

問 1　尿素は電離しない（厳密には、イオンになっても溶質粒子数が変わらない）ので、

$$\Delta t_b = 0.515 \times \frac{\frac{3.60}{60}[mol]}{1[kg]} = 3.09 \times 10^{-2}[K]$$

問 2　硫酸ナトリウムは電離するとイオン 3 つ分になるので、

$$\Delta t_b = 0.515 \times \frac{\frac{3.55}{142} \times 3}{0.5[kg]} = 7.725 \times 10^{-2}[K]$$

第六問

〔解答〕

問 1　20. 5　　21. 2
問 2　22. 6
問 3　23. 5
問 4　24. 1
問 5　25. 4　　26. 3　　27. 1
　　　28. 4　　29. 6

〔出題者が求めたポイント〕

エステル化

題材自体はそれほど特殊なものではないが、普通は聞かれないような出題がある。

〔解答のプロセス〕

問 1　「エステル結合の O 原子が何由来なのか」を聞いている。大学で学ぶ内容である。エステル化の詳しい機構は下のようになる。

$$CH_3-\overset{\overset{\displaystyle O\cdots H}{|}}{\underset{\underset{\displaystyle H}{|}}{C}}-OH \longrightarrow CH_3-\overset{\overset{\displaystyle O}{\|}}{\underset{\underset{\displaystyle ^{18}O-C_2H_5}{|}}{C}}\cdots \longrightarrow CH_3-\overset{\overset{\displaystyle O}{\|}}{C}$$

エステル結合の二重結合でない O 原子は、アルコールのヒドロキシ基由来である。

問 2　上記の通り、エステル化は H^+ の移動によりなされるため、酸を触媒として反応させる。

濃硫酸の脱水作用（これは選択肢にない）以外を問うのは稀だが、濃硫酸が反応前後で変化していないことに注目すれば、触媒であることも気づけるはずである。

問 3　酸触媒によるエステル化は可逆反応で（なので 6 は正しい）、水が反応系に存在すると、平衡はエステルの分解へと傾く。

よって、不適切なものは 5。水が存在すると、酢酸エチルは生成量が減少する。

問 4　酢酸は炭酸水素ナトリウムと反応しイオンとなり、エタノールは水にとけるが、エステルである酢酸エチルは溶けないので分離することができる。

問 5　実験 3 から、E と G がカルボン酸で（自動的に D、F、H はアルコールである）、E は還元性をもつのでギ酸とわかる。

E と対になる D、および F は、A、B の炭素数が 4 である（酢酸エチルと分子式が同じことから）ので、炭素数 3 の 1-プロパノールおよび 2-プロパノールのいずれかである。

これらのうちヨードホルム反応が陽性なのは 2-プロパノールなので、D は 2-プロパノール、F は 1-プロパノールである。

酢酸エチルと同一の分子式をもつエステルは残り 1 種のみ、プロピオン酸メチルだけなので、G、H はそれぞれプロピオン酸とメタノールである。

$$\underset{A}{H-\overset{\overset{\displaystyle O}{\|}}{C}-O-\underset{\underset{\displaystyle CH_3}{|}}{C}H-CH_3} \longrightarrow \underset{E}{HCOOH} + \underset{D}{HO-\underset{\underset{\displaystyle CH_3}{|}}{C}H-CH_3}$$

$$\underset{B}{H-\overset{\overset{\displaystyle O}{\|}}{C}-O-CH_2CH_2CH_3} \longrightarrow \underset{E}{HCOOH} + \underset{F}{HO-CH_2CH_2CH_3}$$

$$\underset{C}{CH_3CH_2-\overset{\overset{\displaystyle O}{\|}}{C}-O-CH_3} \longrightarrow \underset{G}{CH_3CH_2-\overset{\overset{\displaystyle O}{\|}}{C}-OH} + \underset{H}{HO-CH_3}$$

令和4年度

問　題　と　解　答

英　語

問題

（40分）

4年度

Ⅰ．次の各英文の（　　　）に入る語句として最も適切なものを，それぞれ1から4の中から1つ選び，その番号をマークしなさい。　【解答番号　1 ～ 8 】

1. It is getting harder to (　　　) the stress during the COVID-19 pandemic.
   1. break in
   2. cope with
   3. go on
   4. hope for

   | 1 |

2. Will the teacher (　　　) us some feedback on our essays?
   1. collect
   2. give
   3. make
   4. provide

   | 2 |

3. This library (　　　) a number of newspapers and medical journals.
   1. subscribes
   2. subscribes at
   3. subscribes of
   4. subscribes to

   | 3 |

4. Millions of people contract malaria each year in some poorer countries, and drugs to treat it are seriously in (　　　) supply.
   1. abundant
   2. medical
   3. short
   4. stable

   | 4 |

5. The new law will (　　　) into effect on December 1, 2021.
   1. allow
   2. come
   3. put
   4. take

   | 5 |

6. I fell madly in love with Mark from the moment I met him. It was certainly love at first (　　　).
   1. birth
   2. hearing
   3. relationship
   4. sight

   | 6 |

7. Vivian is shy, so she is (　　　) to make a speech in front of her classmates.
   1. eager
   2. prone
   3. reluctant
   4. willing

   | 7 |

8. Let me see if I can remember where we first met. Give me (　　　).
   1. a bite
   2. a clue
   3. a hand
   4. a lift

   | 8 |

Ⅱ．次の各英文の下線部の文脈における意味として最も近いものを，それぞれ1から4の中から1つ選び，その番号をマークしなさい。　【　解答番号　｜　9　｜～｜　11　｜　】

1. The university has decided to honor its most promising student at the ceremony.

 1. inactive   2. indifferent

 3. overworked   4. talented

                  ｜　9　｜

2. The Health Service Center designed a pilot series of programs to educate residents on how to care for their health.

 1. an experimental   2. an imperial

 3. a public   4. a recent

                 ｜　10　｜

3. The patient finally came to terms with the doctor on the second heart operation.

 1. filed a suit   2. had an engagement

 3. reached an agreement   4. refused a request

                 ｜　11　｜

Ⅲ．次の各英文で間違っている箇所を，それぞれ1から4の中から1つ選び，その番号をマークしなさい。　【　解答番号　｜　12　｜～｜　14　｜　】

1. Most students were earnestly taking notes while the professor was giving a
        1   2
lecture not so as to fail the final examination scheduled for the following week.
    3   4

                 ｜　12　｜

2. Lucas was taken ill the other day. He is in hospital. Doctors are not already sure
    1   2   3   4
what it is.

                 ｜　13　｜

3. It was expected that more people would begin teleworking among their homes
 1   2   3
and offices after a state-of-emergency declaration.
           4

                 ｜　14　｜

Ⅳ. 次のＡとＢの会話が一番自然な流れとなるように，（　　　）の中に入る語句として最も適切なものを，それぞれ１から４の中から１つ選び，その番号をマークしなさい。

【 解答番号　| 15 | ～ | 17 | 】

1. A: What do you want to do after you graduate from this university?

　B: I really want to work for a pharmaceutical company to develop a new drug candidate that targets cancer cells.

　A: (　　　)

　　1. How about taking this medicine?

　　2. Why not hire this candidate?

　　3. How did you get the job there?

　　4. Why don't you study harder, then?

| 15 |

2. A: Do you know where Sue is?

　B: Sorry, I've got no idea.

　A: Never mind. I don't suppose you know when she'll be back?

　B: No, I'm afraid not.

　A: OK. (　　　) Goodbye.

　　1. Thanks anyway.

　　2. Did she go out alone?

　　3. Hope he comes in time.

　　4. Are you glad to be back?

| 16 |

3. A: Do you know a lot about computers? It seems that I can't get this program to work.

　B: Well, I used to work for a computer programming company.

　A: That's great. Do you mind fixing this for me?

　B: (　　　)

　　1. Yes, go ahead.

　　2. No, but can you wait until I finish this work?

　　3. Yes, can you send my computer to the repair shop?

　　4. No, I fixed it for you.

| 17 |

V. 次の各英文の空欄に入る語として最も適切なものを，それぞれ1から4の中から1つ選び，その番号をマークしなさい。　【 解答番号　18　～　24　】

(A)　Fruits contain water, minerals, fiber, many vitamins, and antioxidants*. Although fruit is a great source of nutrients, it naturally contains sugar, so people need to be （　ア　） not to consume too much. In general, eating fruit as part of a healthy diet does not increase the risk of developing diabetes*. （　イ　）, consuming more than the recommended daily allowance may be harmful for you. A recent study suggests that eating a moderate amount of fruit every day can help （　ウ　） better blood sugar control and reduce the chance of developing diabetes. Drinking fruit juice does not necessarily have the same effect, since most commonly sold fruit juices tend to be high in sugar but very low in fiber and protein. The sugar gets absorbed very quickly in the body due to the （　エ　） of sufficient fiber. It is suggested that raw vegetable juice with no sugar helps reverse the condition of one type of diabetes.

antioxidant*　抗酸化剤　　　diabetes*　糖尿病

ア	1. careful	2. demanding	3. relaxed	4. safe	18
イ	1. Besides	2. Consequently	3. However	4. Thus	19
ウ	1. lose	2. maintain	3. rise	4. satisfy	20
エ	1. absence	2. complexity	3. plainness	4. richness	21

(B)　As the old saying goes, doctors are second to God on this earth. Does this god complex still prevail among today's doctors? Probably （　オ　）. Doctors try to save every life, but quite often they feel they can do very little. It is not always doctors and their egos* that are responsible for the god complex. Sometimes （　カ　） expect godlike powers. They want answers, and they want them now. In the real world, doctors are only human, and their answers may not always be the （　キ　） ones.

ego*　自尊心，自負心

オ	1. beneficial	2. not	3. OK	4. safe	22
カ	1. carers	2. doctors	3. nurses	4. patients	23
キ	1. correct	2. difficult	3. negative	4. random	24

VI. 次の英文を読み，4つの設問に対して最も適切な答えをそれぞれ1から4の中から1つ選び，その番号をマークしなさい。　　　【 解答番号　25　～　28　】

　　　What's the difference between a psychiatrist and a psychologist? Psychiatrists and psychologists sound similar, and both of them treat people with mental health conditions, so many people get them confused with each other. Yet, psychiatrists and psychologists aren't the same. The three main differences are their educational background, the treatments they provide, and their roles in treatment.

The journey to both professions begins in college. Psychiatrists attend medical college and become medical doctors before doing specialist training in mental health. To become licensed, students must pass a multi-step examination. Psychologists have university training and supervised experience. If they have a doctorate*, psychologists can call themselves 'Dr', but they are not medical doctors.

When treating patients, psychiatrists provide a wide range of services, according to the particular problem and what will work best. These include medication, general medical care including checking your physical health and the effects of medicines, psychological treatments, and brain stimulation therapies*. Because they are medical doctors, psychiatrists can prescribe* medicines. In contrast, psychologists most commonly use talk therapy to treat mental health conditions. They may act as consultants along with other health care providers.

Psychologists tend to treat people who need their medical, psychological and social needs considered. These are usually people with complex conditions. For example, someone who has attempted suicide or has suicidal thoughts will usually be seen by a psychiatrist. Psychologists are more likely to see people with conditions that can be helped effectively with psychological treatments, mainly talk therapy. This might include people with behavioral problems, learning difficulties, depression and anxiety.

While there are some differences between the two specialties, there is also a great deal of overlap, and psychiatrists and psychologists often collaborate closely. A psychiatrist might make an initial assessment and diagnosis*, then refer you to a psychologist for ongoing psychological treatment. They also work together in hospitals as part of mental health teams.

doctorate*　博士号　　　　brain stimulation therapy*　脳刺激療法　　　　prescribe*　処方する
diagnosis*　診断

1. Why do people often confuse psychiatrists with psychologists?

   1. Psychiatrists and psychologists have the same responsibilities.
   2. Their titles don't sound alike because their jobs are quite different.
   3. Psychiatrists are not recognized as psychologists yet.
   4. There are some similarities between the two professions.

   | 25 |

2. Is a doctor's license required to work as a psychologist?

   1. Yes. Psychologists need to pass a national examination for medical practitioners.
   2. It isn't necessary, but, in fact, most psychologists are licensed doctors.
   3. Yes, but psychologists cannot use the title 'Dr' even if they have a doctorate.
   4. No, and a psychologist who has a doctorate may not be a medical doctor.

   | 26 |

3. According to the passage, which of the following statements about prescribing medicines is true?

   1. Only psychiatrists can prescribe medicines.
   2. Both psychiatrists and psychologists prescribe medicines.
   3. Because of their medical training experience, psychologists can prescribe medicines.
   4. Neither psychiatrists nor psychologists prescribe medicines.

   | 27 |

4. Which of the following statements is NOT mentioned in the passage?

   1. Psychologists focus on providing talk therapy to help patients.
   2. There is a tremendous diversity among psychology professions, and salaries are just as varied.
   3. Your psychiatrist might help you find the right psychologist for you.
   4. Many times, psychologists work closely with a psychiatrist who handles the medical treatment of a patient's mental illness.

   | 28 |

Ⅶ. 次の英文を読み，２つの設問に対して最も適切な答えをそれぞれ１から４の中から１つ選び，その番号をマークしなさい。　【 解答番号　29　～　30　】

　　　Immunogenicity is the ability of a foreign substance to provoke the body's immune response*. When the body detects danger from an infection, the immune system gets activated and attacks it. The injection* of a vaccine is expected to (　　　) an effective immune response to fight against a specific disease, which will protect the body from future exposure to the virus. In the past, a wide vaccination program succeeded in ridding the world of smallpox*. While vaccination helps many people to avoid getting sick with an infectious disease, some people have a physical constitution that makes them susceptible to certain allergic reactions.

Immune responses to vaccination vary between individuals of different ethnic origins and different populations. Many factors have the potential to make an impact on vaccine effectiveness and immunogenicity. Recently, evidence from several animal and clinical studies has been presented, and the research results have suggested that the composition and function of the microbiota* in the intestine* are crucial factors for altering immune responses to vaccination.

Analyses of the microbiota in the intestine play an essential role in developing immune cells in the body to ensure herd immunity*. The interaction among microbiota, intestinal nutrients, and individual immunity helps maintain the effectiveness of the vaccine against several viruses that can cause disease. Therefore, an imbalance of nutrients can disturb the microbiota and render the immunity ineffective. Variations in the protective response to a number of vaccines are caused by the differences in healthy microbiota among people.

immune response*　免疫応答　　　injection*　注射　　　smallpox*　天然痘
microbiota*　細菌叢，細菌の集団　　　intestine*　腸　　　herd immunity*　集団免疫

1.　Which of the following would be the most appropriate word to put into the blank in the first paragraph?

　　1. appreciate

　　2. determine

　　3. induce

　　4. prolong

29

2. According to the passage, which of the following is true?

    1. The immune response caused by a vaccination is an example of immunogenicity, and the smallpox vaccines were made and successfully used during the program.

    2. Vaccination can improve the condition of the intestinal microbiota and help avoid an allergic reaction.

    3. Studies have suggested that the effectiveness of vaccines is preserved across individuals and populations in different regions of the world.

    4. An imbalance in nutrition creates an environment in which the immune system is able to respond appropriately to vaccines.

    30

数　学

問題

（40分）

4年度

第一問　底面の半径が 6，母線の長さが 10 の直円錐に球が内接している。このとき，この球の表面積は $\boxed{1)}\ \boxed{2)}$ π であり，体積は $\boxed{3)}\ \boxed{4)}$ π である。ただし，π は円周率である。

第二問　次の問に答えよ。

(1) n を自然数として，$\sqrt{63 + n^2}$ が自然数となるとき，n の値を小さい順に並べると，

$\boxed{}^{5)}$ ，$\boxed{}^{6)}$ ，$\boxed{}^{7)}\boxed{}^{8)}$ である。

(2) 右図のような1辺の長さが $\sqrt{2}$ の正八面体 ABCDEF

を，直線 AF を軸にして回転させるとき，この正八面体

の面および内部が通過する部分の体積は $\dfrac{\boxed{}^{9)}}{\boxed{}^{10)}}\,\pi$

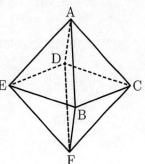

であり，この正八面体の面が通過する部分の体積は

$\dfrac{\boxed{}^{11)}}{\boxed{}^{12)}}\,\pi$ である。ただし，π は円周率である。

第三問　次の問に答えよ。ただし，$\log_{10} 2 = 0.3010$，$\log_{10} 3 = 0.4771$，$\log_{10} 7 = 0.8451$

とする。

(1) 不等式 $7^{n-1} < 10^{51} \leqq 7^n$ を満たす自然数 n の値は $\boxed{13)}\ \boxed{14)}$ であり，このとき，

7^n の最高位の数字は $\boxed{15)}$ である。

(2) 点 $(0,\ 12)$ から曲線 $y = x^3 + 2x^2 - 6x + 4$ へ引いた接線の方程式は

$y = -\boxed{16)}\,x + \boxed{17)}\ \boxed{18)}$ であり，その接点の座標は $\left(-\boxed{19)}\ ,\ \boxed{20)}\ \boxed{21)}\right)$

である。

第四問　次の問に答えよ。

(1) $|\vec{a}| = 4$, $|\vec{b}| = 3$ であり，ベクトル $\vec{a} + 2\vec{b}$, $\vec{a} - \vec{b}$ が垂直であるとき，$\vec{a}$ と $\vec{b}$

　　のなす角を θ （$0° \leqq \theta \leqq 180°$）とすると，$\sin\theta = \dfrac{\sqrt{\boxed{22)}\,\boxed{23)}}}{\boxed{24)}}$ であり，

　　$|\vec{a} + 2\vec{b}| = \boxed{25)}\,\sqrt{\boxed{26)}\,\boxed{27)}}$ である。

(2) 正の偶数を小さい順に並べ，次のように群に分ける。ただし，第 n 群には

　　$(2n - 1)$ 個の偶数が入るものとする。

$$2 \mid 4, \ 6, \ 8 \mid 10, \ 12, \ 14, \ 16, \ 18 \mid 20, \ \cdots\cdots$$

第1群　　　第2群　　　　　　　第3群

　　このとき，第10群の最初の偶数は $\boxed{28)}\,\boxed{29)}\,\boxed{30)}$ であり，第10群にあるすべて

　　の偶数の和は $\boxed{31)}\,\boxed{32)}\,\boxed{33)}\,\boxed{34)}$ である。

化 学

問題

(40分)

4年度

第 一 問　次の問1〜5に答えよ。

[解答番号 1 〜 5]

問1　互いに同素体ではないものはどれか。最も適切なものを選べ。

[解答番号 1]

1. 斜方硫黄とゴム状硫黄　2. 黄リンと赤リン　　3. 水と氷
4. 酸素分子とオゾン分子　5. 黒鉛とフラーレン

問2　次の原子の組み合わせのうち，最外殻電子の数の和が2であるものはどれか。
最も適切なものを選べ。

[解答番号 2]

1. Mn と Co　　2. Cr と Cu　　3. Mg と K
4. Na と Ni　　5. Li と Sc

問3　次の固体のうち，分子結晶はどれか。最も適切なものを選べ。

[解答番号 3]

1. アルミニウム　　2. 食塩　　3. 石英
4. ダイヤモンド　　5. ヨウ素

問4　合金の一種である洋銀の成分金属の中で，最も多く含まれる元素はどれか。
最も適切なものを選べ。

[解答番号 4]

1. Al　　2. Fe　　3. Cu　　4. Ag　　5. Sn

問5　二酸化硫黄の硫黄原子の酸化数はどれか。最も適切なものを選べ。

[解答番号 5]

1. −4　　2. −2　　3. 0　　4. +2　　5. +4

第 二 問　次の問1～3に答えよ。ただし、原子量は、H=1.00, He=4.00, C=12.0, O=16.0, Mg=24.0, Al=27.0 とし、気体 1.00 mol の体積は標準状態で 22.4 L とする。

[解答番号 6 ～ 9]

問1　ヘリウム 3.00 g と酸素 6.00 g からなる混合気体がある。この混合気体の平均分子量として、最も近い数値を選べ。

[解答番号 6]

1. 6.4　　2. 8.0　　3. 9.6　　4. 11　　5. 12
6. 18　　7. 23　　8. 29　　9. 30　　0. 31

問2　次の文章中の【ア】および【イ】にあてはまる数値として、最も近いものをそれぞれ選べ。

　　ある体積の一酸化炭素を完全に燃焼させたところ、標準状態で 20.0 L の二酸化炭素が生じた。この燃焼で消費された酸素の質量は、【ア】g である。このとき、標準状態で比べると、反応によって生じた二酸化炭素の体積は、反応した一酸化炭素と酸素の体積の和の【イ】倍である。

【ア】：[解答番号 7]
【イ】：[解答番号 8]

[【ア】の解答群]
1. 8.0　　2. 14　　3. 16　　4. 25　　5. 28
6. 32　　7. 36　　8. 48　　9. 49　　0. 50

[【イ】の解答群]
1. 0.25　　2. 0.33　　3. 0.50　　4. 0.67　　5. 0.75
6. 1.2　　7. 1.5　　8. 2.0　　9. 2.5　　0. 3.0

問3　マグネシウムとアルミニウムのみからなる合金 7.00 g に十分量の塩酸を加えて完全に反応させたところ、標準状態で 6.72 L の水素が発生した。この合金中に含まれていたアルミニウムの質量の割合〔%〕として、最も近い数値を選べ。

[解答番号 9]

1. 4.3　　2. 6.2　　3. 8.6　　4. 10　　5. 23
6. 46　　7. 58　　8. 91　　9. 94　　0. 96

第 三 問　　次の文章を読み，問1〜4に答えよ。ただし，原子量は，H＝1.00，
　　　　　　O＝16.0，S＝32.0 とする。

[解答番号　10　〜　14　]

　硫酸は【ア】とよばれる方法で工業的に合成される。この方法では，まず硫黄の燃焼により【イ】を得たのち，【ウ】を触媒として空気中で【イ】を酸化し，【エ】をつくる。次に，【エ】を濃硫酸に吸収させて発煙硫酸とし，これを希硫酸で薄めて濃硫酸にする。

問1　　【ア】にあてはまる方法として，最も適切なものを選べ。

【ア】：[解答番号　10　]

1.　ハーバー・ボッシュ法　　2.　オストワルト法　　　　3.　接触法
4.　クメン法　　　　　　　　5.　ソルベー法

問2　　【イ】および【エ】にあてはまる化合物として，最も適切なものをそれぞれ
選べ。

【イ】：[解答番号　11　]
【エ】：[解答番号　12　]

1.　H_2S　　　　2.　FeS　　　　3.　SO_2　　　　4.　H_2SO_3
5.　Na_2SO_3　　6.　SO_3　　　　7.　CuS　　　　8.　ZnS

問3　　【ウ】にあてはまる触媒として，最も適切なものを選べ。

【ウ】：[解答番号　13　]

1.　Ag　　　　2.　I_2　　　　3.　Ni　　　　4.　Cu
5.　V_2O_5　　　6.　MnO_2　　7.　Ag_2O　　　8.　ZnO

問4　　硫黄 2.00 kg をすべて硫酸に変換したとき，生成する硫酸（H_2SO_4）の質量〔kg〕
として，最も近い数値を選べ。

[解答番号　14　]

1.　1.1　　　2.　3.0　　　3.　4.1　　　4.　6.1　　　5.　8.3
6.　11　　　7.　22　　　8.　41　　　9.　61　　　0.　83

第 四 問　　次の文章を読み，問1〜4に答えよ。ただし，$\log_{10}2=0.30$，
$\log_{10}3=0.48$，$\log_{10}5=0.70$とする。

ある弱酸HAは水溶液中で式 (1) のような電離平衡を示す。

$$HA \;\rightleftharpoons\; H^+ + A^- \quad \cdots (1)$$

平衡状態におけるHAのモル濃度を [HA]，H^+のモル濃度を [H^+]，A^-のモル濃度を
[A^-] とすると，式 (1) の電離定数 K_a は式 (2) で与えられる。

$$K_a = \frac{【ア】}{【イ】} \quad \cdots (2)$$

水溶液中のHAの**初濃度**〔mol/L〕を c，HAの電離度を αとすると，
この水溶液が平衡状態に達したときの各物質のモル濃度は，[HA]＝【ウ】mol/L，
[H^+]＝[A^-]＝【エ】mol/L と表されるため，式 (2) は式 (3) で表される。

$$K_a = \frac{【オ】}{1-\alpha} \quad \cdots (3)$$

HAは弱酸であることから αは1に比べて極めて小さく，$1-\alpha \fallingdotseq 1$ と近似できる。
この関係を式 (3) に適用すると式 (4) が得られる。

$$\alpha = 【カ】 \quad \cdots (4)$$

このHAの K_aは，25℃において 2.0×10^{-5} mol/L である。0.20 mol/L の HA水溶液を
つくり，25℃で平衡状態におくと，この溶液のpHは，【キ】となる。

問1　　【ア】および【イ】にあてはまる選択肢として，最も適切なものをそれぞれ
　　　　選べ。

【ア】：[解答番号 ⎡15⎤]
【イ】：[解答番号 ⎡16⎤]

1.　[H^+]　　　　2.　[A^-]　　　　3.　[HA]　　　　4.　[H^+][HA]
5.　[A^-][HA]　　6.　[H^+][A^-]　　7.　[HA]^2　　　8.　1

問2　【ウ】，【エ】および【オ】にあてはまる選択肢として，最も適切なものをそれぞれ選べ。

【ウ】：[解答番号 17]
【エ】：[解答番号 18]
【オ】：[解答番号 19]

1. $1-\alpha$　　2. $1-\alpha^2$　　3. α　　4. α^2
5. $c(1-\alpha)$　　6. $c(1-\alpha)^2$　　7. $c\alpha$　　8. $c\alpha^2$

問3　【カ】にあてはまる選択肢として，最も適切なものを選べ。

【カ】：[解答番号 20]

1. K_a　　2. $\sqrt{K_a}$　　3. K_a^2　　4. $\dfrac{K_a}{c}$　　5. $\sqrt{\dfrac{K_a}{c}}$

6. $\dfrac{K_a^2}{c^2}$　　7. cK_a　　8. c^2K_a　　9. cK_a^2　　0. c

問4　【キ】にあてはまる数値として，最も近いものを選べ。

【キ】：[解答番号 21]

1. 2.3　　2. 2.5　　3. 2.7　　4. 3.3　　5. 3.5
6. 3.7　　7. 4.3　　8. 4.5　　9. 4.7

第　五　問　　次の文章を読み，問1〜6に答えよ。ただし，原子量は，H＝1.00，
　　　　　　　C＝12.0，Cl＝35.5，Br＝80.0とする。

[解答番号 22 〜 28]

　アルカンは，臭素 Br_2 や塩素 Cl_2 などのハロゲンの単体と混合しただけでは反応しないが，混合物に光を照射すると【ア】反応が進行する。たとえば，(a)ブタンと臭素が反応すると，ブタンの水素原子が臭素原子に次々に【ア】される。

　アルケンやアルキンの不飽和結合には，ほかの原子や原子団が結合しやすい。このような反応を【イ】反応という。たとえば，アセチレンに触媒を用いて塩化水素を【イ】させると，塩化ビニルが生成する。一方，硫酸水銀(II)などの存在下でアセチレンと水が【イ】反応を起こすと，不安定なビニルアルコールを経て，【ウ】が生成する。

　ベンゼンなどの芳香族炭化水素は不飽和結合を有するが，【イ】反応よりも【ア】反応の方が起こりやすい。たとえば，フェノールに臭素水を十分に加えると，化合物 A の白色沈殿が生じる。一方，(b)ベンゼンと塩素の混合物に紫外線を照射した場合は【イ】反応が起こり，ヘキサクロロシクロヘキサンが生成する。

問1　　【ア】および【イ】にあてはまる語句として，最も適切なものをそれぞれ
　　　　選べ。

【ア】：[解答番号 22]
【イ】：[解答番号 23]

　　　　1. 重合　　　　　**2.** 付加　　　　　**3.** 還元　　　　　**4.** 分解
　　　　5. 脱水　　　　　**6.** 脱離　　　　　**7.** 置換　　　　　**8.** 縮合

問2　　【ウ】にあてはまる化合物名として，最も適切なものを選べ。

【ウ】：[解答番号 24]

　　　　1. ホルムアルデヒド　　　**2.** ポリエチレン　　　**3.** メタノール
　　　　4. アセトアルデヒド　　　**5.** アセトン　　　　　**6.** エタノール
　　　　7. プロピオンアルデヒド　**8.** 酢酸　　　　　　　**9.** フェノール

問3　　下線部(a)により生成する分子式 $C_4H_8Br_2$ をもつ直鎖状の化合物には，何種類の構造異性体が考えられるか。その最大数として，正しいものを選べ。

[解答番号 25]

　　　　1. 1　　　　**2.** 2　　　　**3.** 3　　　　**4.** 4　　　　**5.** 5
　　　　6. 6　　　　**7.** 7　　　　**8.** 8　　　　**9.** 9　　　　**0.** 10

問4　問3の分子式 $C_4H_8Br_2$ をもつ直鎖状の化合物の構造異性体の中で，不斉炭素原子をもつ構造異性体の最大数として，正しいものを選べ。

[解答番号　26　]

1.　1　　　2.　2　　　3.　3　　　4.　4　　　5.　5
6.　6　　　7.　7　　　8.　8　　　9.　9　　　0.　10

問5　化合物 A の構造として，最も適切なものを選べ。

[解答番号　27　]

1　　　　　2　　　　　3　　　　　4　　　　　5　　　　　6

問6　31.2 g のベンゼンを用いて下線部(b)の反応を行い，すべてヘキサクロロシクロヘキサンに変換した。このとき反応で消費された塩素 Cl_2 の物質量〔mol〕として，最も近い数値を選べ。

[解答番号　28　]

1.　0.200　　2.　0.400　　3.　0.600　　4.　0.800　　5.　1.00
6.　1.20　　7.　1.40　　8.　1.60　　9.　1.80　　0.　2.00

第 六 問　　次の文章を読み，問1～3に答えよ。

[解答番号 29 ～ 35]

　グルコースは水に溶けやすい。これは，その分子中に多数の【ア】を含むことに起因する。グルコースを水に溶かすと，やがて，3種類の異性体が平衡状態で存在するようになる。このうち，鎖状構造に変化したものは【イ】をもつため，グルコースは銀鏡反応を示す。

　グルコースを含む多糖類として，【ウ】や【エ】，デンプンなどがある。【ウ】は，グルコースが β-1,4-グリコシド結合で重合したものである。【エ】は，動物体内にて α-グルコースより生合成され，肝臓や筋肉に貯蔵される。デンプンは，グルコースが α-1,4-グリコシド結合で重合した【オ】と，グルコースが α-1,4-グリコシド結合と α-1,6-グリコシド結合で重合した【カ】で構成されている。

問1　　【ア】および【イ】にあてはまる語句として，最も適切なものをそれぞれ選べ。

【ア】：[解答番号 29]
【イ】：[解答番号 30]

1.　アゾ基　　　　　　2.　アミノ基　　　　　3.　エーテル結合
4.　エステル結合　　　5.　カルボキシ基　　　6.　スルホ基
7.　ニトロ基　　　　　8.　ヒドロキシ基　　　9.　ホルミル基

問2　　【ウ】～【カ】にあてはまる語句として，最も適切なものをそれぞれ選べ。

【ウ】：[解答番号 31]
【エ】：[解答番号 32]
【オ】：[解答番号 33]
【カ】：[解答番号 34]

1.　アミロース　　　　2.　アミロペクチン　　3.　グリコーゲン
4.　セルロース　　　　5.　セロビオース　　　6.　デキストリン
7.　トレハロース　　　8.　マルトース　　　　9.　ラクトース

問3　グルコースに関する記述 a 〜 e のうち，正しいものの組み合わせを 1 つ選べ。

[解答番号 35]

a. 25°C にてグルコースを水に溶かすと，やがて，α-グルコースの割合が最も高くなる。

b. グルコースを完全にアルコール発酵させると，グルコース 1 分子あたりエタノール 3 分子が生じる。

c. グルコースは，フルクトースの構造異性体である。

d. α-グルコースは，α-ガラクトースの立体異性体である。

e. グルコースは，RNA（リボ核酸）の構成成分である。

1. a と b 　　 2. a と c 　　 3. a と d 　　 4. a と e
5. b と c 　　 6. b と d 　　 7. b と e 　　 8. c と d
9. c と e 　　 0. d と e

英　語

解答　4年度

Ⅰ

〔解答〕

1. 2　2. 2　3. 4　4. 3
5. 2　6. 4　7. 3　8. 2

〔出題者が求めたポイント〕

四択空所補充(慣用表現)

〔解答のプロセス〕

1. cope with ～「～に対処する」
2. give someone feedback「(人)に意見・感想を述べる」
3. subscribe to ～「～を予約購読する」
4. be in short supply「供給不足である」
5. come into effect「〔法律が〕効力を発する」
6. at first sight「一見したところ」
7. be reluctant to do ～「～するのに気が進まない」
8. give someone a clue「(人)にヒント・手がかりを与える」

Ⅱ

〔解答〕

1. 4　2. 1　3. 3

〔出題者が求めたポイント〕

下線部言い換え(語彙)

〔解答のプロセス〕

1. promising「前途有望な」　talented「才能ある」
2. pilot「試験的な」　experimental「実験的な」
3. come to terms with ～「～と折り合いがつく」
   reach an agreement with ～「～と合意に達する、意見が一致する」

Ⅲ

〔解答〕

1. 3　2. 4　3. 3

〔出題者が求めたポイント〕

下線部正誤判定

〔解答のプロセス〕

1. not so as to do ～ ⟶ so as not to do ～「～しないように」to不定詞句の否定語の位置はtoの直前。
2. already ⟶ yet 否定文で、notの後なので、alreadyをyetに直す。not yet ～「まだ～ない」
3. among ⟶ between 自宅と職場の間なので、三者間のamongではなく、二者間のbetweenを用いる。

Ⅳ

〔解答〕

1. 4　2. 1　3. 2

〔出題者が求めたポイント〕

会話文(適文選択)

〔解答のプロセス〕

1. Why don't you ～?「～するのはどうか」
2. Thanks anyway「いずれにしても、ありがとう」は、相手の答えが実際には役に立たなかったけれど、それでも感謝の気持ちを伝えたい時の表現。
3. Do you mind doing ～?「～してくれる」の依頼表現は「～するのを気にするか」という意味なので、同意する場合、「気にしません＝いいですよ」となり、否定語で答える。

〔全訳〕

(1)
A：この大学の卒業後、何をしたいの？
B：癌細胞を狙い撃ちする新たな医薬品候補を開発するために製薬会社で働きたいんだ。
A：(それじゃあ、もっと勉強したらどう？)

(2)
A：スーの居場所知ってる？
B：ごめん、知らないんだ。
A：かまわないよ。いつ戻ってくるかはわからないよね？
B：うん、悪いけど、わからないよ。
A：大丈夫。(ありがとう)

(3)
A：コンピューターに詳しい？このプログラムが動かないみたいなんだ。
B：まあ、以前プログラミングの会社で働いてたけどね。
A：すごいね！これ直してくれるかな？
B：(いいよ、でもこの仕事が終わるまで待ってくれる？)

Ⅴ

〔解答〕

(A)　ア　1　イ　3　ウ　2　エ　1
(B)　オ　2　カ　4　キ　1

〔出題者が求めたポイント〕

空所補充(語彙)

〔解答のプロセス〕

(A)
ア　be careful not to do ～「～しないよう気をつける」
イ　However「しかし」
ウ　maintain ～「～を維持する」
エ　the absence of ～「～の欠如」

(B)
オ　not「そうではない」先行する句、節の代用

カ　patient「患者」
キ　correct「正しい、適切な」

〔全訳(下線部が正解の対応箇所)〕

(A)

　果物には、水分、ミネラル、繊維質、多くのビタミン、そして抗酸化剤が含まれる。果物は栄養素の重要な摂取源だが、当然ながら糖分を含んでいので、あまり取りすぎないように㋐注意する必要がある。一般的に、健康的な食事の一部として果物を取ることは、糖尿病になる危険を高めることにはならない。㋑しかしながら、推奨されている一日の許容量を超えて取ることは害になる可能性がある。毎日適量の果物を摂取することは血糖値(のコントロール)を正常に㋒維持し、糖尿病を防ぐのに役立つ可能性があることがを最近の研究は示している。フルーツジュースを飲んでも、必ずしも同様の効果は得られないのは、市販のフルーツジュースは糖分が多く、繊維質やたんぱく質が㋓ないからである。糖分は十分な繊維質をふくんでいないので、急速に吸収される。糖分を含まない生野菜ジュースは、ある種の糖尿病の症状を逆転させるのに役立つことが示されている。

(B)

　医者はこの地上では神にかなわない、と古いことわざにある。このような神に対する劣等感は今日の医者にも当てはまるのだろうか。おそらくは、㋔そうではないだろう。医者はあらゆる命を救おうとするが、多くの場合、自分の無力さを感じている。このような意識の原因は必ずしも医者自身あるいは医者の自尊心というわけではない。㋕患者は医者に神のごとき力を期待し、常に正しい答えを求め、現在も求めている。しかし現実世界では、医者もただの人間であり、その答えが常に㋖正しいとは限らない。

Ⅵ

〔解答〕

1.　4　　2.　4　　3.　1　　4.　2

〔出題者が求めたポイント〕

内容把握(選択)

〔解答のプロセス〕

1.　設問「なぜ人々は精神科医と心理学者を混同するのか」
　1.「精神科医と心理学者の責任は同じである」
　2.「彼らの職名が同じに聞こえないのは仕事が全く違うからである」
　3.「精神科医はまだ心理学者としては認められていない」
　4.「その二つの職業には共通点がいくつかある」
2.　設問「心理学者として働くのに医師免許は必要か」
　1.「はい、精神科医は開業医になるための国家試験に合格する必要がある」
　2.「必要ないが、実際、大部分の心理学者は医師免許を持つ医者である」
　3.「はい、しかし心理学者は博士号があっても医

の肩書は名乗れない」
　4.「いいえ、そして博士号を持つ心理学者だとしても医師ではない」
3.　設問「本文によれば、薬の処方について以下の選択肢のどれが正解か」
　1.「精神科医しか薬を処方できない」
　2.「精神科医と心理学者のどちらも薬を処方する」
　3.「心理学者は医師としての訓練の経験があるので、薬を処方できる」
　4.「精神科医と心理学者のどちらも薬を処方できない」
4.　設問「本文で言及されていないものは以下の選択肢のどれか」
　設問「以下の選択肢のうち、本文に言及されていないのはどれか」
　1.「心理学者は患者を助けるのに、主に対話療法を行う」
　2.「心理学者の職業は様々あり、その収入も様々である」
　3.「精神科医は患者が適切な心理学者を見つけるのを助ける場合がある」
　4.「心理学者は、心の病を持つ患者の医療行為を行う病精神科医と密に協力する」
　①は第3段落に、③、④は第5段落にそれぞれ言及されている。

〔全訳(下線部が選択肢の対応文)〕

　精神科医と心理学者の違いは何か。(1)精神科医と心理学者は同じように聞こえ、どちらも心の病を抱える人々を扱うので、多くの人が両者を混同してしまっている。だが、両者は同じではない。その主な違いは、学歴(受ける教育課程)、提供する治療、および治療における役割の三つである。

　その職業に就くための第一歩が大学である。精神科医は医学部に通い、医者になって、精神状態についての特別な訓練を受ける。医者の免許を取得するためには、国家試験に受からなければならない。心理学者は大学で訓練をうけ、実地経験を踏む。(2)博士号を取れば、ドクターと呼ばれるが、医者ではない。

　患者の治療に際して、精神科医は、個別の問題と最大効果に応じて、様々なサービスを提供する。これらは、薬物治療、体調・処方薬の効き目のチェックなどの一般的医療行為、心理療法、脳刺激療法などである。(3)精神科医は医者なので、薬を処方することができる。対照的に、心理学者は心の病の治療に通常、対話療法を用いる。心理学者は、他の医療サービス提供者とともに、専門的な助言を与えることもある。

　心理学者は、医療の必要性、心理的な必要性、社会的必要性について考慮する必要がある人々を扱う傾向がある。そういう人々は、一般に劣等感を抱えている。例えば、自殺未遂や自殺願望がある人は通常、精神科医の担当である。心理学者が扱う可能性が高いのは、心理療法、主に対話療法による治療が効果的な症状の人々である。

これらはおそらく、行動障害、学習障害、うつ、不安などを持つ人々であろう。

　精神科医と心理学者には違いがある一方で、重なる点もかなりあり、両者は密に協力することが多い。精神科医が最初の評価と診断を下し、その後の心理的治療のため、心理学者の下に患者を送る場合もあるだろう。彼らは病院で、精神医療のチームとして協力するのである。

Ⅶ

〔解答〕

1. 3　　2. 1

〔出題者が求めたポイント〕

内容把握（空所補充・内容一致）

〔解答のプロセス〕

1．induce ～「～を引き起こす」

2．問題文「本文によれば、以下の選択肢のうち正しいものはどれか」

　　1．「ワクチン接種が引き起こす免疫応答は免疫原性の一例である」

　　2．「ワクチン接種は腸内細菌叢の状態を向上させ、アレルギー反応の予防に役立つ」

　　3．「ワクチン効果は、世界中の地域の人々や集団の違いを超えて持続する」

　　4．「栄養の不均衡は、免疫系がワクチンに適切に反応する環境を創り出す」

〔全訳（下線部は選択肢の対応箇所）〕

　免疫原性は、異物が体内で免疫応答を引き起こす能力である。体が感染の危険を察知すると、免疫系が活発化し、攻撃を開始する。ワクチン注射は特定の病気に対する有効な免疫応答(1)を引き起こすことになり、将来的にウィルスにさらされることから体を守る。過去においては、大規模なワクチン計画により天然痘を地球上からなくすことに成功した。ワクチン接種は、人によっては感染症による病気を避けるのに役立つ人が多くいる一方で、なかにはアレルギー反応を起こしやすい体質になってしまう人もいる。

　ワクチンに対する免疫応答は、異なる起源をもつ民族や様々な集団で、1人1人異なる。様々な要因がワクチンの効果と免疫原性に影響する可能性がある。最近、動物の臨床研究から得られた証拠がいくつか提示され、腸内の細菌叢の構成と機能がワクチンへの免疫応答を変える重要な要因であることを、その結果は示している。

　腸内の細菌叢の分析は、集団免疫を確実にするための、体内の免疫細胞の発達に重要な役割を果たす。細菌叢、腸内栄養素、個人の免疫の相互作用が、病気の原因となるいくつかのウィルスに対するワクチンの有効性を維持するのに役立つ。したがって、栄養素の不均衡は、細菌叢の邪魔をして、免疫力の効果を下げてしまう。いくつかのワクチンに対する防御反応が様々なのは、健康な細菌叢が個人個人で違っていることが原因である。

数　学

解答 4年度

第一問

〔解答〕

(1)

1	2	3	4
3	6	3	6

〔出題者が求めたポイント〕

図形と計量

底面の円の直径を AB とし，円の中心を O，円錐の頂点を C，内接する球の中心を P とし，内接する球と AC, BC の接点を D, E とする。

内接球の半径 r とする

$CO^2 = AC^2 - AO^2$

$\triangle APD \equiv \triangle APO$

$DC^2 + DP^2 = CP^2$

$DP = r$, $CP = CO - r$

球の表面積 $4\pi r^2$，球の体積 $\dfrac{4}{3}\pi r^3$

〔解答のプロセス〕

底面の円の直径を AB とし，円の中心を O，円錐の頂点を C，内接する球の中心を P とし，内接する球と AC, BC の接点を D, E とする。

$CO^2 = 10^2 - 6^2 = 64$　より　$CO = 8$

内接球の半径を r とする。

$DP = r$, $CD = 10 - 6 = 4$, $CP = 8 - r$

$r^2 + 4^2 = (8 - r)^2$

$r^2 + 16 = 64 - 16r + r^2$　より　$r = 3$

球の表面積，$4\pi r^2 = 36\pi$

球の体積，$\dfrac{4}{3}\pi r^3 = 36\pi$

第二問

〔解答〕

(1)

5	6	7	8
1	9	3	1

(2)

9	10	11	12
2	3	1	3

〔出題者が求めたポイント〕

(1)　式の計算

$\sqrt{63 + n^2} = k$ とおく。

(2)　図形と計量

底面が半径 r の円で高さが h の円錐の体積 V は，

$$V = \dfrac{1}{3}\pi r^2 h$$

BD と CE の交点を G をする。

体積は，$r = BG$, $h = AG$, 上下より 2V

空洞は，$r = \dfrac{CD}{2}$, $h = AG$, 上下より 2V

〔解答のプロセス〕

(1)　$\sqrt{63 + n^2} = k$ とおく。(k は自然数)

$63 + n^2 = k^2$　より　$(k + n)(k - n) = 63$

$k + n > k - n$　より

$(k + n, \ k - n) = (63, \ 1)(21, \ 3)(9, \ 7)$

$(k, \ n) = (32, \ 31)(12, \ 9)(8, \ 1)$

よって　$n = 1, \ 9, \ 31$

(2)　BD と CE の交点を G とする。

$BD^2 = \sqrt{2}^2 + \sqrt{2}^2 = 4$　より　$BD = 2$, $BG = 1$

$AG^2 = AB^2 - BG^2 = \sqrt{2}^2 - 1^2 = 1$　より　$AG = 1$

この正八面体の面および内部が通過する部分の体積は，$2\left(\dfrac{1}{3}\pi \cdot 1^2 \cdot 1\right) = \dfrac{2}{3}\pi$

中の空洞となるのは，半径が $\dfrac{BC}{2} = \dfrac{\sqrt{2}}{2}$

体積は，$2\left(\dfrac{1}{3}\pi \cdot \left(\dfrac{\sqrt{2}}{2}\right)^2 \cdot 1\right) = \dfrac{2}{6}\pi = \dfrac{1}{3}\pi$

この正八面体の面が通過する部分の体積は，

$\dfrac{2}{3}\pi - \dfrac{1}{3}\pi = \dfrac{1}{3}\pi$

第三問

〔解答〕

(1)

13	14	15
6	1	3

(2)

16	17	18	19	20	21
2	1	2	2	1	6

〔出題者が求めたポイント〕

(1)　対数関数

与えられた不等式を常用対数の真数にとる。

$c > 1$ のとき，$M > N \Leftrightarrow \log_c M > \log_c N$

$\log_{10} n^r = r\log_{10} n$

$\log_{10} 7^r = k + x(k$ 自然数，$0 \le x < 1)$ となり，

$\log_{10} m \le x < \log_{10}(m + 1)(m$ 自然数)

のとき最高位数字は m である。

(2)　微分法

$y = f(x)$ の上の $x = t$ を接点とする接線の方程式は，

$y = f'(t)(x - t) + f(t)$

通る点を x, y に代入して，t を求める。

〔解答のプロセス〕

(1)　不等式を常用対数の真数にとる。

$\log_{10} 7^{n-1} < \log_{10} 10^{51} \le \log_{10} 7^n$

$(n - 1)\log_{10} 7 < 51$, $51 \le n\log_{10} 7$

$0.8451(n - 1) < 51$, $51 < 0.8451n$

$n < 61.34\cdots$, $60.34\cdots \le n$

$60.34\cdots \le n < 61.34\cdots$　より　$n = 61$

$\log_{10} 7^{61} = 61 \times 0.8451 = 51.551$

$\log_{10} 4 = 2\log_{10} 2 = 0.602$, $\log_{10} 3 = 0.4771$

よって，$\log_{10} 3 < 0.551 < \log_{10} 4$

従って，最高位の数字は 3。

(2)　$y' = 3x^2 + 4x - 6$

接点の x 座標を t とすると，接線の方程式は

$y = (3t^2 + 4t - 6)(x - t) + t^3 + 2t^2 - 6t + 4$

$y = (3t^2 + 4t - 6)x - 2t^3 - 2t^2 + 4$

$(0, 12)$ を通るので，$-2t^3 - 2t^2 + 4 = 12$

$-2(t^3 + t^2 + 4) = 0$　より

$-2(t + 2)(t^2 - t + 2) = 0$

$t^2 - t + 2 = 0$　は $D < 0$ より実数解はない。

従って，$t = -2$

$y = (12 - 8 - 6)x + 16 - 8 + 4 = -2x + 12$

$y = -2(-2) + 12 = 16$　接点 $(-2, 16)$

$$\frac{(164 + 200) \times 19}{2} = 3458$$

第四問

〔解答〕

(1)

22	23	24	25	26	27
3	5	6	2	1	5

(2)

28	29	30	31	32	33	34
1	6	4	3	4	5	8

〔出題者が求めたポイント〕

(1)　ベクトル

$(\vec{a} + 2\vec{b}) \perp (\vec{a} - \vec{b}) \Leftrightarrow (\vec{a} + 2\vec{b}) \cdot (\vec{a} - \vec{b}) = 0$

より $\vec{a} \cdot \vec{b}$ の値を求める。

$\vec{a} \cdot \vec{b} = |\vec{a}||\vec{b}|\cos\theta$

$\sin\theta = \sqrt{1 - \cos^2\theta}$

$|\vec{a} + 2\vec{b}|^2 = (\vec{a} + 2\vec{b}) \cdot (\vec{a} + 2\vec{b})$ を計算する。

(2)　数列

第 n 群の項の数が $(2n - 1)$ 個の項があるので，初項か

ら第 n 群の最終項までの項の数は，$\displaystyle\sum_{k=1}^{n}(2k - 1)$

$\displaystyle\sum_{k=1}^{n} k = \frac{n(n+1)}{2}, \sum_{k=1}^{n} C = Cn$

第 10 群の最初の値を a，最終項の値を b とすると，

第 10 群のすべての和は，$\dfrac{(a+b)(2 \times 10 - 1)}{2}$

〔解答のプロセス〕

(1)　$(\vec{a} + 2\vec{b}) \cdot (\vec{a} - \vec{b}) = 0$

$|\vec{a}|^2 + \vec{a} \cdot \vec{b} - 2|\vec{b}|^2 = 0$

$16 + \vec{a} \cdot \vec{b} - 18 = 0$　より　$\vec{a} \cdot \vec{b} = 2$

$\vec{a} \cdot \vec{b} = 4 \cdot 3\cos\theta$　より　$\cos\theta = \dfrac{2}{12} = \dfrac{1}{6}$

$\sin\theta = \sqrt{1 - \left(\dfrac{1}{6}\right)^2} = \sqrt{\dfrac{35}{36}} = \dfrac{\sqrt{35}}{6}$

$|\vec{a} + 2\vec{b}|^2 = (\vec{a} + 2\vec{b}) \cdot (\vec{a} + 2\vec{b})$

$\qquad = |\vec{a}|^2 + 4\vec{a} \cdot \vec{b} + 4|\vec{b}|^2 = 60$

$|\vec{a} + 2\vec{b}| = \sqrt{60} = 2\sqrt{15}$

(2)　初項から第 n 群の最終項までの項の数は，

$\displaystyle\sum_{k=1}^{n}(2k - 1) = 2\frac{n(n+1)}{2} - 1n = n^2$

第 10 群の初項は初項から数えて $9^2 + 1 = 82$

よって 82 項目なので偶数の値は　$82 \times 2 = 164$

第 10 群の最終項の値は，$10^2 \times 2 = 200$

第 10 群の項の数は $2 \times 10 - 1 = 19$

第 10 群のすべての偶数の和は，

化　学

解答

4年度

第一問

〔解答〕

問1　3
問2　2
問3　5
問4　3
問5　5

〔出題者が求めたポイント〕

小問集合

〔解答のプロセス〕

問1　水と氷は H_2O の状態変化であって同素体ではない。そもそも、同素体は単体に限るので化合物である H_2O は含まれない。

問2　Cr と Cu の価電子はいずれも1である。M 殻の最大電子数は18であるが実際には 3d 軌道に入る 10 と 3s・3p 軌道に入る8に分かれており、Ar で後者の8個が埋まると先に N 殻(4s 軌道)に2つ入った後で 3d 軌道に入っていく。これが遷移元素の価電子が2か1になる理由である。Cr と Cu の原子番号はそれぞれ 24 と 29 で、一見 3d 軌道にそれぞれ4個と9個の電子が入るように見えるが、スピンの影響から 3d 軌道に5個、10個入ったほうが安定になる(この影響はイオン化エネルギーにも表れている)。遷移元素の価電子数が知識として問われるのはかなり稀。

問3　アルミニウムは金属、食塩はイオン結晶、石英(SiO_2 の微結晶)とダイヤモンドは共有結合性結晶。分子結晶はヨウ素。昇華性を持つ分子結晶性の物質としてヨウ素は頻出である。

問4　洋銀とは貨幣にも用いられる銅の合金の一種。日本では 100 円玉などに用いられている。

第二問

〔解答〕

問6　3
問7　2
問8　4
問9　3

〔出題者が求めたポイント〕

原子量・分子量・式量、化学反応式

〔解答のプロセス〕

問1　ヘリウム(分子量4) 3.00 g と酸素(分子量 32) 6.00 g の物質量はそれぞれ 0.75 mol、0.1875 mol なので、

$$\frac{3.00 + 6.00}{0.75 + 0.1875} = 9.6$$

問2　生成した二酸化炭素と消費される酸素の体積比は 2:1 なので、消費された酸素の質量は

$$\frac{10.0}{22.4} \times 32 = 14.2\cdots$$

また、(生成する二酸化炭素):(反応した酸素＋二酸化炭素)＝2:3 なので、$\dfrac{2}{3} = 0.666\cdots$

問3　マグネシウムとアルミニウムの塩酸との化学反応式はそれぞれ

$$Mg + 2HCl \longrightarrow MgCl_2 + H_2$$
$$2Al + 6HCl \longrightarrow 2AlCl_3 + 3H_2$$

よって、合金中のマグネシウムとアルミニウムの物質量をそれぞれ x mol、y mol とすれば

$$\begin{cases} 24x + 27y = 7.00 \\ x + \dfrac{3}{2}y = \dfrac{6.72}{22.4} \end{cases}$$

これを解いて、求めるアルミニウムの割合(質量%)は

$$\frac{27y}{7.00} = 0.0857\cdots$$

第三問

〔解答〕

問10　3
問11　3
問12　6
問13　5
問14　4

〔出題者が求めたポイント〕

無機工業化学(硫酸、接触法)

〔解答のプロセス〕

問4　硫黄 1 mol から硫酸も 1 mol 作られるので

$$\frac{2.00 \times 10^3}{32} \times 98 = 6.125$$

第四問

〔解答〕

問15　6
問16　3
問17　5
問18　7
問19　8
問20　5
問21　3

〔出題者が求めたポイント〕

弱酸の電離平衡

教科書通りの内容をなぞるだけである。

〔解答のプロセス〕

問4

$$[H^+] = \sqrt{cK_a} = \sqrt{0.20 \times 2.0 \times 10^{-5}} = 2.0 \times 10^{-3}$$
$$pH = -\log_{10}(2.0 \times 10^{-3}) = 3 - \log_{10}2 = 2.7$$

第五問

〔解答〕

問22　7
問23　2
問24　4
問25　6
問26　3
問27　1
問28　6

〔出題者が求めたポイント〕

有機化学（脂肪族・芳香族）

〔解答のプロセス〕

問2

ビニルアルコール　　アセトアルデヒド
（不安定）

　C=C の二重結合にヒドロキシ基がついた構造はエノール形で不安定なので、C-C=O のケト形へと変化する。

問3　問題文に「直鎖状構造」とあることや「ブタンと臭素が反応すると」とあるので、炭素骨格はブタン由来のものであってメチルプロパンの由来のものは考えないとする。

ブタン　　メチルプロパン

　ブタンの水素原子を一つ Br 原子で置換したものは 2 種類考えられるので、もう一つをどこの水素原子と置換するかを考えれば

のようになり、6 種類作られることが分かる。

問4　問3の6種類の中で、不斉炭素原子を持つものは 3 つである。

問5　ヒドロキシ基はオルト・パラ配向性なので、フェノールの臭素置換体（ブロモフェノール）は臭素原子がオルト位とパラ位に置換されたものが作られる。選択肢の中でヒドロキシ基から見たメタ位に臭素が付かず、オルト位とパラ位にのみついているのは 1 だけである。

問6　$C_6H_6 + 3Cl_2 \longrightarrow C_6H_6Cl_6$

　ベンゼン（分子量 78）31.2 g は 0.4 mol であるから、反応する塩素は 3 倍の 1.2 mol である。

第六問

〔解答〕

問29　8
問30　9
問31　4
問32　3
問33　1
問34　2
問35　8

〔出題者が求めたポイント〕

天然有機高分子化合物

〔解答のプロセス〕

問1【ア】　グルコースは 1 分子中に 5 個のヒドロキシ基を持ち（環式のα−グルコースの場合）、これが水分子と水素結合を形成することができるので親水性が高い。

【イ】　鎖状のグルコースはアルデヒド型とも呼ばれ、還元性を示す。

問2【ウ】　β−グルコースが多数連なったものがセルロースである。

【エ】　アミロペクチン様の枝分かれ構造を多数持つものがグリコーゲンである。グリコーゲンはグルコースを肝臓や筋肉中に保存するときの形である。

【オ】【カ】　α−グルコースが多数連なったものがアミロース、アミロースに枝分かれ構造を持つものがアミロペクチンである。

令和3年度

問 題 と 解 答

英 語

問題

(40分)

3年度

I. 次の各英文の（　　　　）に入る語句として最も適切なものを，それぞれ1から4の中から1つ選び，その番号をマークしなさい。　【 解答番号 | 1 | ～ | 8 | 】

1. The doctor told me to (　　　　) alcohol and eat a balanced diet.
   1. cut down on
   2. give up about
   3. go around with
   4. take over from

   | 1 |

2. We suggest that no valuables (　　　　) visible inside your car.
   1. are left
   2. be left
   3. left
   4. to be left

   | 2 |

3. You should (　　　) the employee for the comments made during the meeting.
   1. apologize
   2. apologize against
   3. apologize to
   4. apologize upon

   | 3 |

4. Iris was given to (　　　) her nails whenever she became irritated.
   1. bite
   2. biting
   3. have bitten
   4. having bitten

   | 4 |

5. The poor little girl was crying (　　　) pain after she broke her ankle.
   1. as
   2. because
   3. on
   4. with

   | 5 |

6. It is obvious that they are managing the firm only for their own (　　　), but their subordinates pretend not to have noticed anything.
   1. benefit
   2. conscience
   3. denial
   4. prime

   | 6 |

7. This system is not working properly. I think it needs (　　　).
   1. being repaired
   2. having repaired
   3. repairing
   4. to repair

   | 7 |

8. The quarterly earnings of this year have been increasing and the latest product news caused shares (　　　) to $200.
   1. to be risen
   2. to have raised
   3. to raise
   4. to rise

   | 8 |

Ⅱ．次の各英文の下線部の文脈における意味として最も近いものを，それぞれ1から4の中から1つ選び，その番号をマークしなさい。　【　解答番号　9　～　11　】

1. It was later <u>verified</u> that what he claimed had been right.

 1.　assumed   2.　proved

 3.　refuted   4.　withheld

                  9

2. I'm sorry, but our boss is a little <u>tied up</u> at the moment.　He'll be free after lunch.

 1.　busy   2.　flat

 3.　hungry   4.　upset

                  10

3. He asked us to <u>turn a blind eye to</u> where he had gone when he was supposed to be in the office.

 1.　assume   2.　ignore

 3.　pretend   4.　witness

                  11

Ⅲ．次の各英文で間違っている箇所を，それぞれ1から4の中から1つ選び，その番号をマークしなさい。　【　解答番号　12　～　14　】

1. The company has <u>handed over</u> the business to a <u>completely</u> new management
       1   2

 group to <u>meet with</u> competing global challenges that <u>lie</u> ahead.
     3   4

                  12

2. <u>Good many</u> people who attended the luncheon meeting yesterday <u>were</u> <u>against</u>
  1   2   3

 the idea that the president <u>brought up</u>.
           4

                  13

3. <u>Any of</u> the jobs <u>listed</u> in the <u>classified</u> section of today's paper were even
  1   2   3

 remotely attractive <u>to</u> me.
        4

                  14

IV. 次の A と B の会話が一番自然な流れとなるように，（　　　）の中に入る語句として最も適切なものを，それぞれ 1 から 4 の中から 1 つ選び，その番号をマークしなさい。

【 解答番号　| 15 | ～ | 17 | 】

1.　A:　Where are you going on holiday this year?

　　B:　I am not sure.　There are so many places I'd like to go.

　　A:　（　　　）

　　　　1.　I want to go there, too.　Can I join you?

　　　　2.　Maybe you should go to a travel agent?

　　　　3.　I wouldn't want to visit that many places.

　　　　4.　That sounds like a good idea.

| 15 |

2.　A:　Are you interested in trying out a new cosmetic?　My sister works for a cosmetics company and she wants to give a free sample to some people.

　　B:　（　　　）

　　A:　Oh, I had better ask my sister about that.　I will let you know when I find out about it.

　　B:　Thank you.　I'm looking forward to hearing from you soon.

　　　　1.　Do you know how much it is?

　　　　2.　Have you already tried it?

　　　　3.　Is it okay to use on sensitive skin?

　　　　4.　Would it be worth trying on?

| 16 |

3.　A:　Do you have a moment to talk privately?

　　B:　I am on my way to a meeting, but I have a few minutes.　What do you want to talk about?

　　A:　I have a serious problem concerning another member of staff and I want to ask for your advice.

　　B:　（　　　）

　　　　1.　No problem.　Let's talk about it as a group over lunch in the cafeteria.

　　　　2.　Oh, dear.　I am sorry to hear that you have a problem with me.

　　　　3.　Okay.　Let's go to the meeting together and make an announcement.

　　　　4.　I see.　How about we speak together in my office later?

| 17 |

Ⅴ. 次の各英文の空欄に入る語として最も適切なものを，それぞれ1から4の中から1つ選び，その番号をマークしなさい。　【 解答番号　18　～　24　】

(A)　The worldwide coronavirus pandemic is putting a tremendous（　ア　）on global healthcare resources.　The World Health Organization* (WHO) has recently reported a（　イ　）decline during January to April of 2020 in immunization against diphtheria*, tetanus*, and whooping cough*.　More than three-quarters of over 80 countries responding to a WHO survey reported that their immunization programs had been（　ウ　）.　The reasons given included a lack of personal protective equipment, travel restrictions, low staffing levels, and a（　エ　）to leave home and attend clinics.　Immunization programs are estimated to save up to 3 million lives every year, but even though more children than ever before receive vaccines*, it is estimated that more than 1.5 million die for lack of immunization.

The World Health Organization*　世界保健機関　　diphtheria*　ジフテリア
tetanus*　破傷風　　　whooping cough*　百日咳　　vaccine*　ワクチン

ア	1. distraction	2. restraint	3. strain	4. unhappiness	18
イ	1. beneficial	2. graceful	3. negligible	4. substantial	19
ウ	1. arranged	2. disrupted	3. organized	4. resumed	20
エ	1. courage	2. doubt	3. eagerness	4. reluctance	21

(B)　Human-（　オ　）climate change is having a major impact on the planet.　Over the first six months of 2020, the temperatures in Siberia were more than 5℃ above the average for that time of year.　This Siberian heatwave has contributed to raising average global temperatures to the second highest during the period of January to May since records began.　The Arctic is warming at roughly twice the average global rate, and the changes are（　カ　）weather patterns outside the region.　This is due to the jet stream, a ribbon of fast-moving air high up in the atmosphere that helps to move weather systems around the world.　It is thought that this Arctic link is （　キ　）for many extreme weather events, from severe winters to intense summers, as well as floods and storms.

オ	1. deduced	2. fused	3. induced	4. mused	22
カ	1. affecting	2. dropping	3. noticing	4. reporting	23
キ	1. accountable	2. perceivable	3. sustainable	4. viable	24

VI. 次の英文を読み，3つの設問に対して最も適切な答えをそれぞれ1から4の中から1つ選び，その番号をマークしなさい。　　【 解答番号　25　〜　27　】

The microbiome* is one of the most interesting new areas of medical research. It is believed that the trillions of microbes* that live on and in all of us play an important, even determining, role in our mental and physical health. They are thought to influence the growth of our brain, bones, and bodies from childhood and (　　　) the development of physical and mental diseases. If true, it is an area of medical research with potentially far reaching benefits.

For example, scientists in the U.S. have conducted research into the influence of bacteria on the growth of children in Bangladesh. Researchers identified the main types of bacteria present in a healthy microbiome. They determined what kinds of foods boosted these bacterial communities in mice and pigs, and then ran trials involving malnourished* Bangladeshi children aged 12-18 months. They discovered that a diet including bananas, soy, and peanut flour had the best effect.

Research in America and France has also demonstrated that there is a relationship between the microbiome and the relative success of immunotherapy* for cancer patients. In the French case, it was discovered that the presence of one type of bacteria in particular appeared to have an influence on whether patients responded to the therapy or not. Boosting levels of this bacteria in mice seemed to similarly boost their response to immunotherapy.

In the American case, researchers discovered that patients with a richer and more diverse microbiome had a better response to immunotherapy. Furthermore, high levels of two types of bacteria were determined to be beneficial, while another species was detrimental*. A fecal* transplant was performed to transfer the relevant bacteria to mice, and it was observed that those with the beneficial bacteria had slower growing tumors* than those with the detrimental bacteria.

It is not currently fully understood how the gut* microbiome is related to the brain, but several theories have been proposed. One possibility is via the vagus nerve*, which connects the brain and gut. Another is through the nervous system, which has been linked to a number of mental disorders. It could be to do with how bacteria convert fiber into short chain fatty acids*. Finally, there is evidence that microbes could be using microRNA to alter the function of our nerve cells.

Regardless of the exact causal relationship, there is growing evidence that the microbiome has a significant effect on our mental health. A study at a Japanese university reported that mice raised without exposure to microbes produced twice as much stress hormone as normal mice when stressed. This initial research has led to numerous lines of inquiry into the relationship between the microbiome and the brain. It is hoped that this will lead to new therapies in the future.

microbiome*　マイクロバイオーム，細菌叢，細菌集団，微生物の網羅的解析
microbe*　微生物　　　malnourished*　栄養失調の　　　immunotherapy*　免疫療法
detrimental*　有害な　　　fecal*　便の　　　tumor*　腫瘍　　　gut*　消化器官
vagus nerve*　迷走神経　　　short chain fatty acid*　短鎖脂肪酸

1. Which of the following would be the most appropriate word to put into the blank in the first paragraph?

　1. assess

　2. impact

　3. justify

　4. produce

| 25 |

2. What was observed about normal mice at a Japanese university?

　1. They produced twice as much stress hormone as the other mice.

　2. They had no exposure to microbes having been raised in a clean environment.

　3. They produced half as much stress hormone as the other mice.

　4. They were stressed when exposed to microbes in laboratory conditions.

| 26 |

3. According to the passage, which of the following is NOT true?

　1. Scientists have discovered that a diet that includes peanut flour, bananas, and soy is effective in boosting the microbiomes of children with inadequate nutrition.

　2. The microbiome is important for the growth of the brain, as well as our bodies, and is believed to have an influence from childhood.

　3. Boosting levels of bacteria observed to be beneficial for patients responding to immunotherapy appeared to be similarly beneficial for mice.

　4. Scientists completely understand how the gut microbiome influences the brain, and the exact causal relationship is now well known.

| 27 |

Ⅶ. 次の英文を読み，3つの設問に対して最も適切な答えをそれぞれ1から4の中から
1つ選び，その番号をマークしなさい。　　　　　【 解答番号　28　～　30　】

　　In the United States, the number of newborn babies decreased for a fifth consecutive year in 2019, bringing the country's birthrate to its lowest level in thirty-three years.　The average annual decline has been one percent per year since 2014. The cause of this downward trend is thought to have been the Great Recession.

　　There has been a general downward trend in births since the Great Recession, the worldwide economic slump that occurred in the late 2000s.　Although the U.S. has experienced an unusually long economic expansion since 2009, birth rates have continued to fall.　It indicates that the economic recovery does not reflect people's perception of their future prospects.　Couples need to feel (　　　　) of the years ahead, considering the costs for childcare and education.

　　Japan also experienced a record-low birth rate in 2019, and the demographic* crisis has been getting worse and worse.　In 2019 the number of babies born fell to 864,000, which was a decrease of approximately 5.9 percent compared to the previous year.　According to the Ministry of Health, Labour and Welfare*, it was the lowest number recorded in the past 120 years.

　　South Korea has struggled with low birth rates as well.　In 2018 the country's total fertility rate fell from 1.05 to 0.98, which was the lowest figure since the country started keeping records.　A fertility rate is the average number of children a typical woman will have in her lifetime.　Therefore, this figure indicates that the total births per woman is less than one.

　　In 2019 the fertility rate in South Korea dropped to 0.92, which is a new consecutive world record low.　The rate in the U.S. and Japan was 1.71 and 1.36 respectively.　One thing these countries have in common is that, while the birthrate of women in their 20s and early 30s is dropping, it is slightly increasing among women in their early 40s.　Although each government has taken measures to halt the declining birthrate, it seems quite difficult to find fundamentally successful ways to resolve this issue.

demographic*　人口統計の　　　　Ministry of Health, Labour and Welfare*　厚生労働省

1. Which of the following would be the most appropriate word to put into the blank in the second paragraph?

   1. assured

   2. bewildered

   3. obvious

   4. precarious

28

2. In 2018 approximately how many babies were born in Japan?

   1. 813,000

   2. 907,000

   3. 918,000

   4. 985,000

29

3. According to the passage, which of the following is true?

   1. The United States has been experiencing a general economic decline since the Great Recession.

   2. Japan has been having demographic problems for a long time and suffering from the lowest birthrate in the world.

   3. Once the economy starts steadily going upward, the fertility rates definitely increase.

   4. Although the total number of babies born has been decreasing in the countries mentioned, more women give birth in their 40s nowadays.

30

数 学

問題

（40分）

3年度

第一問　次の問に答えよ。

(1) 整数 $x,\ y$ が等式 $\left(3-2\sqrt{5}\right)x-\left(4-2\sqrt{5}\right)y=-8$ を満たすならば，

$$x = \boxed{}^{1)}\ ,\ y = \boxed{}^{2)}$$

である。

(2) 座標平面上の3点 $(-1,\ -2),\ (0,\ 1),\ (1,\ 0)$ を通る放物線を，x 軸方向に 2，y 軸方向に 1 だけ平行移動した放物線の頂点の座標は $\left(\dfrac{\boxed{}^{3)}}{\boxed{}^{4)}},\ \dfrac{\boxed{}^{5)}\ \boxed{}^{6)}}{\boxed{}^{7)}}\right)$ である。

第二問 次の問に答えよ。

(1) 自然数 $m,\ n$ が $1 \leqq m < n \leqq 20$ を満たすとき，$\dfrac{\sqrt{n}+\sqrt{m}}{\sqrt{n}-\sqrt{m}}$ の値が自然数になる $(m,\ n)$ の組み合わせは $\boxed{^{8)}\boxed{^{9)}}}$ 通りある。

(2) 8文字 YAKUGAKU を並べかえてできる文字列は全部で $\boxed{^{10)}\boxed{^{11)}\boxed{^{12)}\boxed{^{13)}}}}$ 通りあり，そのうち「YAKKA」という文字列を含む文字列は $\boxed{^{14)}\boxed{^{15)}}}$ 通りある。

第三問　　次の問に答えよ。

(1) $a > 0,\ b > 0$ および $a^2 + 3a^2b^2 + b^2 = \dfrac{1}{3}$ が成り立つとき，ab の最大値は

$$\frac{-\boxed{\text{16)}} + \sqrt{\boxed{\text{17)}}}}{\boxed{\text{18)}}}$$

である。

(2) 正の実数 $x,\ y$ が $x + 2y = 10$ を満たすとき，$\log_{10} x + \log_{10} y$ の最大値は

$$\log_{10} \frac{\boxed{\text{19)}}\,\boxed{\text{20)}}}{\boxed{\text{21)}}}$$

である。

(3) a を実数の定数とし，x についての 3 次方程式 $x^3 - 3x^2 + a - 5 = 0$ が異なる 2 つ

の正の実数解をもつとき，a の値の範囲は $\boxed{\text{22)}} < a < \boxed{\text{23)}}$ である。

第四問　　次の問に答えよ。

(1) 条件 $a_1 = 2,\ 2a_{n+1} = 3a_n - 1$　$(n = 1,\ 2,\ 3,\ \cdots\cdots)$ によって定められる数列 $\{a_n\}$

の初項から第 n 項までの和 S_n は

$$S_n = \sum_{k=1}^{n} a_k = n + \boxed{24)} \left\{ \left(\frac{\boxed{25)}}{\boxed{26)}} \right)^n - \boxed{27)} \right\}$$

である。

(2) 座標空間に 3 点 $A(1,\ 1,\ 1)$, $B\left(1,\ \dfrac{1}{2},\ 0\right)$, $C(1,\ 0,\ s)$ があり, $\overrightarrow{AB}$ と $\overrightarrow{AC}$ のなす角

が $45°$ であるとき, s の値は $\dfrac{\boxed{28)}}{\boxed{29)}}$ である。

化 学

問題

（40分）

第 一 問　　次の問1～5に答えよ。　　　　　　　　［解答番号 1 ～ 5 ］

問1　原子核中の陽子数が最も少ないものを選べ。

［解答番号 1 ］

1. Al　　　　**2.** F　　　　**3.** Mg　　　　**4.** Na　　　　**5.** O

問2　原子半径が最も小さいものを選べ。

［解答番号 2 ］

1. Al　　　　**2.** F　　　　**3.** Mg　　　　**4.** Na　　　　**5.** O

問3　イオン半径が最も小さいものを選べ。

［解答番号 3 ］

1. Al^{3+}　　　**2.** F^-　　　**3.** Mg^{2+}　　　**4.** Na^+　　　**5.** O^{2-}

問4　イオン化エネルギーが最も小さいものを選べ。

［解答番号 4 ］

1. Al　　　　**2.** F　　　　**3.** Mg　　　　**4.** Na　　　　**5.** O

問5　電気陰性度が最も大きいものを選べ。

［解答番号 5 ］

1. Al　　　　**2.** F　　　　**3.** Mg　　　　**4.** Na　　　　**5.** O

第 二 問　　次の文章を読み，問1～3に答えよ。ただし，$\log_{10}2=0.30$，
$\log_{10}3=0.48$，$\log_{10}5=0.70$，$\log_{10}7=0.85$ とし，水のイオン積は，
$K_w=1.0\times10^{-14}\ \mathrm{mol^2/L^2}$ とする。

[解答番号 6 ～ 8]

　物質 A は1価の酸で，その電離定数は $K_a=2.00\times10^{-5}\ \mathrm{mol/L}$ である。(a)この物質 A の 1.00 mol/L 水溶液 10.0 mL に，ある量の (b)0.100 mol/L の水酸化ナトリウム水溶液を加え，混合したのち pH を測定した。

　実験を通して物質 A の電離定数は変化しないものとする。また，混合したのちの水溶液の体積は，各水溶液の体積の和と等しいものとする。

問1　下線部 (a) の水溶液の pH として，最も近い数値を選べ。

[解答番号 6]

1. 1.0	**2.** 1.2	**3.** 1.5	**4.** 1.8
5. 2.1	**6.** 2.4	**7.** 2.7	**8.** 3.0
9. 3.3	**0.** 3.6		

問2　下線部 (b) の水酸化ナトリウム水溶液を 50.0 mL 加えたときの pH として，最も近い数値を選べ。

[解答番号 7]

1. 2.0	**2.** 2.3	**3.** 2.6	**4.** 2.9
5. 3.2	**6.** 3.5	**7.** 3.8	**8.** 4.1
9. 4.4	**0.** 4.7		

問3　下線部 (b) の水酸化ナトリウム水溶液を 200.0 mL 加えたときの pH として，最も近い数値を選べ。

[解答番号 8]

1. 10.6	**2.** 10.9	**3.** 11.2	**4.** 11.5
5. 11.8	**6.** 12.1	**7.** 12.4	**8.** 12.7
9. 13.0	**0.** 13.3		

第 三 問　　次の文章を読み，問1～3に答えよ。ただし，原子量は，Na＝23.0，Cl＝35.5 とする。

［解答番号　9　～　13　］

　　正確な 0.100 mol/L の塩化ナトリウム水溶液は，次のように調製する。

　　塩化ナトリウム【ア】g を【イ】に入れ，約 25 mL の純水を加えてよくかき混ぜ，溶かす。この溶液を 500 mL の【ウ】に移し，用いた【イ】に残って付着している塩化ナトリウム水溶液を少量の純水で洗い，この溶液も【ウ】に入れる。次に，【ウ】の標線近くまで純水を加える。液面が標線近くになったら，【エ】を用いてゆっくりと<u>標線まで純水を入れ</u>，よく振って均一にする。

問1　　【ア】にあてはまる数値として，最も近いものを選べ。

［解答番号　9　］

1. 0.731	**2.** 1.46	**3.** 2.93	**4.** 5.85	**5.** 7.31
6. 11.7	**7.** 14.6	**8.** 23.4	**9.** 29.3	**0.** 58.5

問2　　【イ】，【ウ】および【エ】にあてはまるガラス器具として，最も適切なものをそれぞれ選べ。

【イ】：［解答番号　10　］
【ウ】：［解答番号　11　］
【エ】：［解答番号　12　］

1. 枝つきフラスコ	**2.** 駒込ピペット	**3.** ビーカー
4. ビュレット	**5.** ホールピペット	**6.** メートルグラス
7. メスシリンダー	**8.** メスフラスコ	**9.** ろうと

問3　　下線部の操作において，液面の状態および標線への液面の合わせ方として，最も適切なものを選べ。ただし，図はガラス器具【ウ】の標線付近を横から見た模式図である。また，図中の点線は液面を表し，右側の白抜き矢印は標線に対する目の高さを表すものとする。

［解答番号　13　］

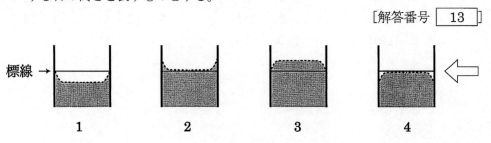

第　四　問　　　次の文章を読み，問1～3に答えよ。ただし，原子量は，Cu＝63.5,
Zn＝65.4，ファラデー定数は，F＝9.65×10^4 C/mol とする。

［解答番号　14 ～ 16 ］

　　亜鉛板を浸した硫酸亜鉛水溶液と，銅板を浸した硫酸銅（Ⅱ）水溶液を素焼き板で仕
切り，両金属板を導線で結ぶと電流が流れた。この電池は【ア】と呼ばれる。

問1　　　【ア】にあてはまる語句として，最も適切なものを選べ。

［解答番号　14 ］

　　1.　マンガン乾電池　　　2.　アルカリマンガン乾電池　　3.　ダニエル電池
　　4.　燃料電池　　　　　　5.　ボルタ電池　　　　　　　　　6.　鉛蓄電池

問2　　　この電池が 7720 C の電気量を放電したとき，正極板に析出する金属の質量〔g〕
として，最も近い数値を選べ。

［解答番号　15 ］

　　1.　0.262　　　2.　0.508　　　3.　1.02　　　4.　2.54　　　5.　2.62
　　6.　5.08　　　7.　5.23　　　8.　10.2　　　9.　10.5　　　0.　12.3

問3　　　この電池を長時間放電させるためには，硫酸亜鉛水溶液と硫酸銅（Ⅱ）水溶液の
濃度をそれぞれどう変えればよいか。最も適切なものを選べ。

［解答番号　16 ］

　　1.　両方の水溶液の濃度を小さくする。
　　2.　硫酸亜鉛水溶液の濃度を大きく，硫酸銅（Ⅱ）水溶液の濃度を小さくする。
　　3.　硫酸亜鉛水溶液の濃度を小さく，硫酸銅（Ⅱ）水溶液の濃度を大きくする。
　　4.　どちらの水溶液の濃度を変えても，放電時間は変わらない。

第 五 問　　次の文章を読み，問1～4に答えよ。ただし，原子量は，N＝14，
　　　　　　　O＝16，Na＝23，Al＝27，Ca＝40，Zn＝65，Ag＝108，Pb＝207 と
　　　　　　　する。　　　　　　　　　　　　　　　　　［解答番号　17 ～ 25 ］

　　金属元素 A～F は，Ag，Al，Ca，Na，Pb，Zn のいずれかである。金属元素 A，B
の単体は，常温の水と反応し，水素を発生して水酸化物になる。金属元素 A の単体は，
空気中の酸素や水蒸気と反応しやすいため，通常，灯油（石油）中などに保存する。金
属元素 B の塩化物水溶液を白金線に浸して炎色反応を調べると，橙赤色になる。金属元
素 C，D の単体は，塩酸に溶解し，それぞれの水溶液にアンモニア水を加えていくと沈
殿が生じる。さらに，過剰のアンモニア水を加えると，金属元素 C の化合物の沈殿のみ
溶解する。金属元素 E，F の単体をそれぞれ硝酸に溶解させたのち，これらの水溶液に
希塩酸を加えると沈殿が生じる。沈殿生成後にそれぞれを加熱すると，金属元素 E の化
合物の沈殿のみが溶解する。

問1　　金属元素 A～F として，正しいものをそれぞれ1つ選べ。

　　　　　　　　　　　　　　　　　　　　金属元素 A：［解答番号　17 ］
　　　　　　　　　　　　　　　　　　　　金属元素 B：［解答番号　18 ］
　　　　　　　　　　　　　　　　　　　　金属元素 C：［解答番号　19 ］
　　　　　　　　　　　　　　　　　　　　金属元素 D：［解答番号　20 ］
　　　　　　　　　　　　　　　　　　　　金属元素 E：［解答番号　21 ］
　　　　　　　　　　　　　　　　　　　　金属元素 F：［解答番号　22 ］

　　1. Ag　　　2. Al　　　3. Ca　　　4. Na　　　5. Pb　　　6. Zn

問2　　各金属元素に関する記述【ア】～【カ】のうち，正しいものの組み合わせを1
　　　　つ選べ。

　　　　　　　　　　　　　　　　　　　　　　　　　　　［解答番号　23 ］

【ア】金属元素 A は，密度が 1.0 g/cm^3 以下で，比較的やわらかく，酸化力が
　　　強くて酸素と反応しやすい。
【イ】金属元素 B の酸化物は，酸性酸化物であり，酸と反応して塩を形成する。
【ウ】鋼板に金属元素 C の単体をメッキしたものをブリキという。
【エ】金属元素 D の単体は，空気中では，表面に緻密な酸化被膜をつくるため，
　　　内部がさびにくい。
【オ】金属元素 E の単体は，青みを帯びた光沢があり，密度が大きく，放射線の
　　　遮へい材料として用いられる。
【カ】金属元素 F の単体は，酸化力のある塩酸，硝酸や熱濃硫酸に溶ける。

　　1. ア，イ　　2. ア，ウ　　3. ア，エ　　4. イ，ウ　　5. イ，エ
　　6. ウ，カ　　7. エ，オ　　8. エ，カ　　9. オ，カ　　0. イ，オ

問3　各金属元素の塩に関する記述【ア】～【オ】のうち，正しいものの組み合わせを 1 つ選べ。

[解答番号　24　]

【ア】金属元素 A の炭酸塩は，水に溶けにくい。

【イ】金属元素 B の炭酸塩を強熱すると酸化物になる。

【ウ】金属元素 D の塩化物水溶液に金属元素 C の単体を入れると，金属元素 D の単体が析出する。

【エ】金属元素 E の硝酸塩水溶液に，少量の水酸化ナトリウム水溶液を加えると沈殿を生じるが，さらに過剰のアンモニア水を加えると沈殿が溶ける。

【オ】金属元素 F の硝酸塩水溶液に，少量のアンモニア水を加えると沈殿を生じるが，さらに過剰のアンモニア水を加えると沈殿が溶ける。

1.　ア，イ　　　2.　ア，ウ　　　3.　ア，エ　　　4.　ア，オ　　　5.　イ，ウ

6.　イ，エ　　　7.　イ，オ　　　8.　ウ，エ　　　9.　ウ，オ　　　0.　エ，オ

問4　下線部に関して以下の実験を行った。金属元素 E の硝酸塩 6.62 g を完全に溶解した水溶液 200 mL と，金属元素 F の硝酸塩 32.3 g を完全に溶解した水溶液 200 mL を用意した。それぞれに 0.600 mol/L の塩酸 200 mL を加えたところ，いずれも沈殿が生成した。沈殿した金属元素 E の化合物の物質量を x [mol]，沈殿した金属元素 F の化合物の物質量を y [mol] としたとき，$\dfrac{y}{x}$ の値として，最も近い数値を選べ。ただし，塩酸を加えることにより生成した金属元素 E と金属元素 F の化合物は，室温での溶解度積が十分に小さく，すべて沈殿したものとする。

[解答番号　25　]

1.　1.0　　　2.　2.0　　　3.　3.0　　　4.　4.0　　　5.　5.0

6.　6.0　　　7.　7.0　　　8.　8.0　　　9.　9.0　　　0.　10

第 六 問　　有機化合物の元素分析に関する問1〜3に答えよ。ただし，原子量は，H＝1.0，C＝12，O＝16とする。　　　［解答番号　26 〜 28 ］

問1　C, H, O のみからなる有機化合物の元素分析を行う場合，まず化合物を完全燃焼させて気体を生じさせる。次にその気体に対して行う手順として，最も適切なものを選べ。　　　　　　　　　　　　　　　　　　　　　　　　　［解答番号　26 ］

1. 濃塩酸，塩化カルシウム管，ソーダ石灰管の順に通す。
2. 塩化カルシウム管，ソーダ石灰管の順に通す。
3. ソーダ石灰管，塩化カルシウム管の順に通す。
4. 濃塩酸，塩化ナトリウム管，ソーダ石灰管の順に通す。
5. 塩化ナトリウム管，ソーダ石灰管の順に通す。
6. ソーダ石灰管，塩化ナトリウム管の順に通す。

問2　次の方法1〜3は，有機化合物に含まれているC, H以外の元素の存在を知る方法である。方法1〜3と，それらの方法で確認できる元素の組み合わせとして，正しいものを1つ選べ。　　　　　　　　　　　　　　　　　［解答番号　27 ］

方法1：焼いた銅線につけて炎に入れると，青緑色の炎色反応が確認される。
方法2：水酸化ナトリウムまたはソーダ石灰とともに加熱して，生じた気体に濃塩酸を近づけると，白煙を生じる。
方法3：水酸化ナトリウムまたは単体のナトリウムとともに加熱して，生じた生成物を水に溶解させる。その溶液を酢酸で酸性にしたのち，酢酸鉛（II）水溶液を加えると，黒色沈殿を生じる。

	方法1	方法2	方法3
1	N	S	Cl
2	N	Cl	S
3	Cl	N	S
4	Cl	S	N
5	S	Cl	N
6	S	N	Cl

問3　C, H, O のみからなる有機化合物の元素分析を行ったところ，質量百分率でC：40.0%, H：6.67%であった。この化合物として，最も適切なものを選べ。　　　　　　　　　　　　　　　　　　　　　　　　　　　　　　［解答番号　28 ］

1. メタノール　　　2. エタノール　　　3. プロパノール
4. ブタノール　　　5. フェノール　　　6. 安息香酸
7. 酢酸　　　　　　8. ギ酸　　　　　　9. アセトアルデヒド

第 七 問　　次の文章を読み，問1，2に答えよ。　　[解答番号 29 ～ 37]

　2-ブタノールと濃硫酸を混合後，注意深く加熱して生成した気体を集めて調べたところ，3種類のアルケンA，BおよびCが生成したことがわかった。生成量はC>B>Aの順に多かった。なお，アルコールの脱水反応により幾何異性体が生成する場合には，トランス体がシス体より多く生成する。

　触媒を用いてアルケンAに水を付加させたのち，硫酸酸性条件下，二クロム酸カリウムを用いて酸化したところ，2種類の化合物DとEが得られた。Dはフェーリング液を還元し，Eはヨードホルム反応で黄色沈殿を生じた。

　アルケンA～Cには，もう1つの構造異性体であるアルケンFが存在する。このFに対し，触媒を用いて水を付加させると，2種類の化合物GとHが得られた。Gは，硫酸酸性条件下，二クロム酸カリウムにより酸化されなかった。一方，Hは同じ条件で酸化され，化合物Iを生じた。また，Iはフェーリング液を還元した。

問1　アルケンA～CおよびFの構造式として，最も適切なものをそれぞれ選べ。

アルケンA：[解答番号 29]
アルケンB：[解答番号 30]
アルケンC：[解答番号 31]
アルケンF：[解答番号 32]

問2　化合物D，EおよびG～Iの構造式として，最も適切なものをそれぞれ選べ。

化合物D：[解答番号 33]
化合物E：[解答番号 34]
化合物G：[解答番号 35]
化合物H：[解答番号 36]
化合物I：[解答番号 37]

英　語

解答　3年度

I

〔解答〕

1. 1　　2. 2　　3. 3　　4. 2
5. 4　　6. 1　　7. 3　　8. 4

〔出題者が求めたポイント〕

1. cut down on「～を控える、減らす」。
2. 提案、要求、主張などを表す動詞(suggest, demand, insist など)の目的語となる節内の動詞は原形になる。
3. apologize to A for B「B のことで A に謝罪する」。
4. be given to Ving「～しがちである」。
5. cry with pain「痛みで泣く」。
6. benefit「利益」。conscience「良心」。denial「否定」。prime「主要な」。
7. need Ving「～される必要がある」。不定詞で表すなら、to be repaired となる。
8. rise は自動詞「上昇する」。raise は他動詞「～を上げる」。

〔問題文訳〕

1. 医者は私に、アルコールを控えてバランスの取れた食事をするように言った。
2. 貴重品は車内に残さないようにお願い致します。
3. あなたは、会議中の発言について従業員に謝るべきだ。
4. 彼女はいらいらするといつも爪を噛みがちだった。
5. そのかわいそうな少女は、足首を骨折した後、痛みで泣いていた。
6. 彼らが自分の利益のためだけに会社を経営しているのは明らかだが、部下は何も気付いていないふりをしている。
7. このシステムは正常に動作していません。修理が必要だと思います。
8. 今年の四半期ごとの利益は増加しており、最新の製品ニュースで株価は 200 ドルに上昇した。

II

〔解答〕

1. 2　　2. 1　　3. 2

〔出題者が求めたポイント〕

1. verified「実証された」。assumed「想定された」。proved「証明された」。refuted「反論された」。withheld「保留された」。
2. tied up「手が離せない」。busy「忙しい」。flat「平坦な」。hungry「空腹の」。upset「動揺して」。
3. turn a blind eye to「見て見ぬふりをする」。assume「想定する」。ignore「無視する」。pretend「ふりをする」。witness「目撃する」。

〔問題文訳〕

1. 後に、彼が主張したことが正しかったことが証明された。
2. 申し訳ありませんが、上司は今ちょっと手が離せません。彼は昼食のあと手が空くでしょう。
3. 彼は私たちに、オフィスにいるべきときにどこへ行ったかは、見て見ぬふりをするように頼んだ。

III

〔解答〕

1. 3　　2. 1　　3. 1

〔出題者が求めたポイント〕

1. meet with ➡ meet(meet with は「(話し合いをするために)(人)と会う」または「(不幸など)に遭遇する」という意味で用いる。)
2. Good many ➡ A good many
3. Any of ➡ None of

〔問題文訳(間違い箇所を修正したもの)〕

1. その会社は、将来のグローバルな課題に対応するために、事業をまったく新しい経営グループに委譲した。
2. 昨日の昼食会に出席した相当数の人が、社長が持ち出した考えに反対した。
3. 今日の新聞の求人欄に載っている仕事はどれも、私にとっては少しも魅力的ではなかった。

IV

〔解答〕

1. 2　　2. 3　　3. 4

〔出題者が求めたポイント〕

選択肢訳

1. 1. 私もそこに行きたいです。ご一緒してもいいですか。
   2. 旅行代理店に行ったほうがいいかもね。
   3. そんなにたくさんの場所を訪れたくないね。
   4. それはいい考えですね。
2. 1. いくらか分かりますか?
   2. もう試しましたか?
   3. 敏感肌でも大丈夫かしら?
   4. 試着する価値はありますか?
3. 1. 大丈夫です。食堂でお昼を食べながらグループで話しましょう。
   2. あらまあ。あなたが私に関して問題を抱えていると聞いて残念です。
   3. 分かりました。一緒に会議に行って発表しましょう。
   4. 分かったわ。後で私のオフィスで一緒に話しませんか?

〔全訳〕

1．A：今年の休暇はどこへ行くつもりなの？
　　B：さあ、どうだかなあ。行きたいところはたくさんあるけどね。
　　A：旅行代理店に行ったほうがいいかもね。
2．A：新しい化粧品を試してみるの興味ある？　姉が化粧品会社に勤めていて、誰かに無料サンプルをあげたがってるの。
　　B：敏感肌でも大丈夫かしら？
　　A：あら、それは姉に聞いたほうがよさそうね。分かったらお知らせするわ。
　　B：ありがとう。連絡を待ってるわね。
3．A：個人的に話す時間はありますか？
　　B：会議に行く途中だけど、少しなら時間あるわ。何について話したいの？
　　A：スタッフのひとりについて深刻な問題があって、アドバイスがもらいたいの。
　　B：分かったわ。後で私のオフィスで一緒に話しませんか？

Ⅴ

〔解答〕

(A)　ア　3　イ　4　ウ　2　エ　4
(B)　オ　3　カ　1　キ　1

〔出題者が求めたポイント〕

(A)

ア　distraction「気を散らすこと」。restraint「抑制、自制」。strain「負担、緊張」。unhappiness「不幸」。
イ　beneficial「有益な」。graceful「優雅な」。negligible「無視できる」。substantial「相当な」。
ウ　arranged「配列された」。disrupted「中断された」。organized「組織された」。resumed「再開された」。
エ　courage「勇気」。doubt「疑い」。eagerness「熱心さ」。reluctance「抵抗」。

(B)

オ　deduced「推定された」。fused「融合した」。induced「引き起こされた」。mused「熟考した」。Human-induced は「人類によって引き起こされた」が直訳。
カ　affecting「影響を与えている」。dropping「落下している」。noticing「気づいている」。reporting「報告している」。
キ　accountable「原因となる」。perceivable「知覚できる」。sustainable「持続できる」。viable「実行可能な」。

〔全訳〕

(A)

　新型コロナウイルスのパンデミック（世界的大流行）により、世界の医療リソースに多大な(ア)負担がかかっている。世界保健機関（WHO）は最近、ジフテリア・破傷風・百日咳に対する予防接種率が2020年1月から4月にかけて(イ)相当低下したと報告している。WHOの調査に回答した80ヵ国を超える国々の4分の3以上が、予防接種プログラムが(ウ)中断されたと報告した。その理由は、個人用保護具の不足、旅行制限、人員不足、自宅を出て診療所に行くことへの(エ)抵抗などだった。予防接種プログラムによって毎年最大300万人の命が救われると推定されているが、これまでよりも多くの子供たちがワクチン接種を受けているにもかかわらず、150万人以上が予防接種の欠如のせいで死亡していると見積もられている。

(B)

　人類が(オ)引き起こした気候変動が地球に大きな影響を与えている。2020年の上半期、シベリアの気温はその時期の平均より5℃以上高かった。このシベリアの熱波は、1月から5月の間で世界の平均気温を記録が始まって以来2番目に高くするのに寄与した。北極圏では、地球全体の平均気温上昇スピードの約2倍の速さで温暖化が進んでおり、その変化がこの地域外の気象パターンに(カ)影響を与えている。これはジェット気流——世界の気象システムを動かすのに役立つ、大気上層の高速で移動する空気の帯——によるものだ。この北極圏との関連性は、洪水や暴風雨だけでなく、厳しい冬から激しい夏まで、多くの異常気象の(キ)原因だと考えられている。

Ⅵ

〔解答〕

1．2　　2．3　　3．4

〔出題者が求めたポイント〕

選択肢訳

1．「次のどれが、最初の段落の空欄に入れるのに最も適切な単語か」
　1．評価する
　2．影響を与える
　3．正当化する
　4．生産する
2．「日本の大学では、通常のマウスについてどのようなことが観察されたか」
　1．彼らは他のマウスの2倍のストレスホルモンを産生した。
　2．彼らは微生物にさらされることなく清潔な環境で育てられた。
　3．彼らは他のマウスの半分の量のストレスホルモンを産生した。← 最終段落第2文に一致
　4．彼らは実験室条件で微生物にさらされたときストレスを受けた。
3．「この文章によると、次のうちどれが真実ではないか」
　1．ピーナッツ粉、バナナ、大豆を含む食事は、栄養不足の子どもたちのマイクロバイオームを活性化するのに有効であることを科学者たちは発見した。←第2段落最終文に一致
　2．マイクロバイオームは脳や体の成長に重要であり、小児期から影響を与えていると思われる。← 第1段落第3文に一致

3. 免疫療法に反応する患者に有益であることが観察された細菌レベルの増加は、マウスにも同様に有益であると思われた。← 第3段落最終文に一致
4. 科学者たちは消化器官のマイクロバイオームが脳にどのような影響を与えるかを完全に理解しており、今では正確な因果関係がよく知られている。←最終段落冒頭に「正確な因果関係はともかく」とある。

〔全訳〕
　マイクロバイオームは医学研究の最も興味深い新分野のひとつである。私たちの体表と体内に住む何兆もの微生物が、体と心の健康に、重要な、決定的でさえある役割を果たしていると思われる。微生物は、小児期から脳、骨、体の成長に影響を与え、心身の病気の進行に影響を与えると考えられている。もしそれが本当なら、それは潜在的に広範囲に及ぶ利益を持つ医学研究の分野ということになる。

　例えば、米国の科学者たちは、バングラデシュの子供たちの成長に細菌が及ぼす影響について研究を行った。研究者たちは健康なマイクロバイオームに存在する主な細菌の種類を特定した。彼らは、どのような食品がマウスやブタにおいてこれらの細菌群を増大するかを究明し、次に、12〜18ヶ月の栄養不良のバングラデシュの子供を対象に試験を実施した。彼らは、バナナ、大豆、ピーナッツ粉を含む食事が最も効果があることを発見した。

　アメリカとフランスの研究においても、マイクロバイオームと、がん患者に対する免疫療法の相対的成功率との間には関係があることが示されている。フランスの症例では、特にある種類の細菌の存在が、患者がこの療法に反応するかどうかに影響するらしいことが分かった。マウスにおけるこの細菌レベルの増加が、免疫療法に対するマウスの反応を同じく上昇させたようだった。

　米国の症例では、より豊富で多様なマイクロバイオームを有する患者の方が、免疫療法に対する反応が良好であることが研究者により見出された。さらに、高レベルの2種類の細菌は有益であるが、他の種は有害であることが分かった。関連する細菌をマウスに移植するために糞便移植が行われ、有益細菌を持つマウスは、有害細菌を持つものよりも腫瘍の増殖が遅いことが観察された。

　消化器官のマイクロバイオームが脳とどのように関連しているかは、現在のところ完全には理解されていないが、いくつかの理論が提案されている。ひとつの可能性は、脳と腸をつなぐ迷走神経を介するというものだ。もうひとつは、多くの精神障害と関連する、神経系を介するものだ。細菌が繊維を短鎖脂肪酸に変換する仕組みが関係しているのかも知れない。さらには、微生物がマイクロRNAを利用して神経細胞の機能を変化させる可能性を示す証拠もある。

　正確な因果関係はともかく、マイクロバイオームが我々の精神衛生に有意な影響を及ぼすという証拠が増えている。日本の大学の研究によると、微生物にさらされ

ることなく育てられたマウスは、ストレスを受けたとき、通常のマウスの2倍のストレスホルモンを産生した。この初期の研究は、マイクロバイオームと脳の関係についての多くの研究につながるものだった。これが将来の新しい治療法をもたらすことが期待される。

Ⅶ

〔解答〕
1. 1　　2. 3　　3. 4

〔出題者が求めたポイント〕
選択肢訳
1.「次のどれが、第2段落の空欄に入れるのに最も適切な単語か」
　1. 安心な
　2. 当惑した
　3. 明白な
　4. 不安定な
2.「2018年に日本で生まれた赤ちゃんの数はどのくらいか」
　1. 813,000
　2. 907,000
　3. 918,000 ← 2018年から2019年にかけて、5.9%減少して864,000人になったので、2018年の数は、864,000÷（100％－5.9％）＝918,172人となる。
　4. 985,000
3.「この文章によれば、次のうちどれが正しいか」
　1. 米国は、世界同時不況以降、全般的な景気後退を経験している。
　2. 日本は長い間人口問題を抱えており、世界で最も低い出生率に苦しんでいる。
　3. 経済が着実に上向き始めると、出生率は確実に上昇する。
　4. 言及された国々では出生数が減少しているが、最近では40代での出産が増えている。← 最終段落第3文に一致

〔全訳〕
　米国では、2019年に新生児数が5年連続で減少し、出生率は33年ぶりの低水準となった。2014年以降の年平均減少率は1％であり、この減少傾向の原因は世界同時不況だったと考えられる。

　2000年後半に起こった世界的な景気低迷である世界同時不況以来、出産数は全般的に減少傾向にあった。米国は2009年以来、非常に長い景気拡大を経験してきたが、出生率は下がり続けている。これは、景気回復が国民の将来に対する認識を反映していないことを示している。子供の養育費や教育費を考えると、夫婦は何年も先のことに安心感を抱く必要がある。

　日本もまた、2019年に過去最低の出生率を経験し、人口危機はますます悪化している。2019年の出生数は864,000人で、前年に比べ約5.9％減少した。厚生労働省によると、これは過去120年間で最低の数字だった。

　韓国も少子化に苦しんでいる。2018年、日本の合計

特殊出生率は 1.05 人から 0.98 人に下がり、記録を取り始めて以来最低の数字となった。出生率とは、典型的な女性が生涯に産む子供の平均数である。したがって、この数字は女性 1 人当たりの出生数が 1 人未満であることを示している。

　韓国の出生率は 2019 年に 0.92 人と、2 年連続で世界最低記録を更新した。米国は 1.71 人、日本は 1.36 人だった。これらの国に共通しているのは、20 代と 30 代前半の女性の出生率が低下している一方、40 代前半の女性の出生率が若干上昇していることである。各国政府は、出生率の低下を食い止める対策を取っているが、この問題の抜本的解決策を見出すことは極めて難しいように思える。

数　学

解答

3年度

推　薦

第一問

〔解答〕

(1)

1	2	3	4	5	6	7
8	8	9	4	1	7	8

〔出題者が求めたポイント〕

(1) 実数

a, b が有理数で，$a+b\sqrt{5}=0$ のとき，

$a=0$, $b=0$

(2) 2次関数

放物線の方程式を $y=ax^2+bx+c$ とし，3点を代入し，a, b, c を求める。y を x について平方完成する。

$y=a(x-p)^2+q$ となったら頂点は，(p, q) なので平行移動して $(p+2, q+1)$

〔解答のプロセス〕

(1) $3x-2x\sqrt{5}-4y+2y\sqrt{5}+8=0$

$\quad (3x-4y+8)-2(x-y)\sqrt{5}=0$

$3x-4y+8=0$, $x-y=0$　よって

$y=x$, $3x-4x=-8$　より　$x=8$, $y=8$

(2) 放物線を $y=ax^2+bx+c$ とする。

$(-1, -2)$ を通るので，$a-b+c=-2$

$(0, 1)$ を通るので，$c=1$

$(1, 0)$ を通るので，$a+b+c=0$

$c=1$ より　$a-b=-3$, $a+b=-1$

よって，$a=-2$, $b=1$

放物線は，$y=-2x^2+x+1$

$\quad y=-2\left(x^2-\dfrac{1}{2}x\right)+1=-2\left(x-\dfrac{1}{4}\right)^2+\dfrac{9}{8}$

平行移動した頂点の座標は，

$\quad \left(\dfrac{1}{4}+2, \dfrac{9}{8}+1\right)=\left(\dfrac{9}{4}, \dfrac{17}{8}\right)$

第二問

〔解答〕

(1)

8	9
1	0

(2)

10	11	12	13	14	15
5	0	4	0	1	2

〔出題者が求めたポイント〕

(1) 平方根，整数

分母，分子に $\sqrt{n}+\sqrt{m}$ をかけて分母を有理化する。

$nm=k^2$ とする。$k=1\sim20$ で，条件に合う自然数 n, m があるかどうか探す。

(2) 場合の数

A, U, K を8つの場所から2つづつ選んで並べ，残り2つを並べる。

YAKKA を1つの文字で考え，4つの場所から2つ選んでUを並べ，残り2つを並べる。

n から r を選ぶのは，${}_nC_r$ 通り。

〔解答のプロセス〕

(1) $\dfrac{\sqrt{n}+\sqrt{m}}{\sqrt{n}-\sqrt{m}}=\dfrac{(\sqrt{n}+\sqrt{m})^2}{(\sqrt{n}-\sqrt{m})(\sqrt{n}+\sqrt{m})}$

$\qquad\qquad =\dfrac{n+m+2\sqrt{nm}}{n-m}$

nm	n	m	$(n+m)+2\sqrt{nm}$	$n-m$	値
4	4	1	$5+4=9$	3	3
9	9	1	$10+6=16$	8	2
16	16	1	$17+8=25$	15	×
16	8	2	$10+8=18$	6	3
36	18	2	$20+12=32$	16	2
36	12	3	$15+12=27$	9	3
36	9	4	$13+12=25$	5	5
64	16	4	$20+16=36$	12	3
100	20	5	$25+20=45$	15	3
144	18	8	$26+24=50$	10	5
144	16	9	$25+24=49$	7	7

×は分数になるところ

従って，10通り

(2) A, K, U を2つづつ並べ残り2つを並べる。

${}_8C_2\cdot{}_6C_2\cdot{}_4C_2\cdot2!=28\times15\times6\times2=5040$

YAKKA を1文字と考えると4つに，U を2つ選んで並べ残り2つを並べる。

${}_4C_2\cdot2!=6\times2=12$

第三問

〔解答〕

(1)

16	17	18
1	2	3

(2)

19	20	21
2	5	2

(3)

22	23
5	9

〔出題者が求めたポイント〕

(1) 証明，2次不等式

$p>0$, $q>0$ のとき，$p+q\geqq2\sqrt{pq}$

（= のときは，$p=q$）

ab を1つの文字として2次不等式を解く。

(2) 対数関数，2次関数

$\log_c M+\log_c N=\log_c MN$

xy の y に x の式を代入し，x について平方完成して最大値を求める。

(3) 微分法

$f(x)=x^3-3x^2+a-5$ として，増減表をつくり正の実数解が2つとなるようにする。$f'(x)=0$ のとき 0 と $a(>0)$ になるので，$f(0)>0$, $f(a)<0$

〔解答のプロセス〕

(1) $a^2+b^2=\dfrac{1}{3}-3a^2b^2$

$a^2+b^2\geqq2\sqrt{a^2b^2}=2ab$　より

$\dfrac{1}{3}-3a^2b^2\geqq2ab$　よって　$9a^2b^2+6ab-1\leqq0$

$= 0$ のとき，$ab = \dfrac{-3 \pm \sqrt{18}}{9} = \dfrac{-1 \pm \sqrt{2}}{3}$

$a > 0,\ b > 0$ より，$0 < ab \leq \dfrac{-1 + \sqrt{2}}{3}$

(2)　$\log_2 x + \log_2 y = \log_2 xy$

$y = -\dfrac{1}{2} x + 5$　より

$xy = -\dfrac{1}{2} x^2 + 5x = -\dfrac{1}{2}(x^2 - 10x)$

$\quad = -\dfrac{1}{2}(x - 5)^2 + \dfrac{25}{2}$

最大値は，$\log_2 \dfrac{25}{2}$

(3)　$f(x) = x^3 - 3x^2 + a - 5$

$f'(x) = 3x^2 - 6x = 3x(x - 2)$

x		0		2	
$f'(x)$	$+$	0	$-$	0	$+$
$f(x)$	↗		↘		↗

よって，$f(0) > 0$，$f(2) < 0$ なら 2 つの正の実数解を持つ。

$(f(0) =)\ a - 5 > 0$　より　$a > 5$　…①

$(f(2) =)\ a - 9 < 0$　より　$a < 9$　…②

①，②より　$5 < a < 9$

第四問

〔解答〕

(1)
24	25	26	27
2	3	2	1

(2)
28	29
2	3

〔出題者が求めたポイント〕

(1)　数列

$a_{n+1} = p a_n + q$ で表わされる数列は，

$a = pa + q$ となる a を求めると，

$a_{n+1} - a = p(a_n - a)$ となるので，

$a_n - a = (a_1 - a)p^{n-1}$ となる。

$\displaystyle\sum_{k=1}^{n} ar^{k-1} = a\dfrac{r^n - 1}{r - 1},\ \sum_{k=1}^{n} C = Cn$

(2)　空間ベクトル

$\vec{a} = (x_1,\ y_1,\ z_1),\ \vec{b} = (x_2,\ y_2,\ z_2)$ で，$\vec{a}$ と $\vec{b}$ のなす角が θ のとき，

$\vec{a} \cdot \vec{b} = x_1 x_2 + y_1 y_2 + z_1 z_2$

$|\vec{a}| = \sqrt{x_1{}^2 + y_1{}^2 + z_1{}^2},\ |\vec{b}| = \sqrt{x_2{}^2 + y_2{}^2 + z_2{}^2}$

$\vec{a} \cdot \vec{b} = |\vec{a}||\vec{b}|\cos\theta$

〔解答のプロセス〕

(1)　$a_{n+1} = \dfrac{3}{2} a_n - \dfrac{1}{2}$　より　$a = \dfrac{3}{2} a - \dfrac{1}{2}$ とする。

$\dfrac{1}{2} a = \dfrac{1}{2}$　より　$a = 1$

$a_{n+1} - 1 = \dfrac{3}{2}(a_n - 1)$

$a_n - 1 = (2 - 1)\left(\dfrac{3}{2}\right)^{n-1}$　より　$a_n = \left(\dfrac{3}{2}\right)^{n-1} + 1$

$S_n = \displaystyle\sum_{k=1}^{n} \left\{ \left(\dfrac{3}{2}\right)^{k-1} + 1 \right\} = \dfrac{\left(\dfrac{3}{2}\right)^n - 1}{\dfrac{3}{2} - 1} + n$

$\qquad = n + 2\left\{ \left(\dfrac{3}{2}\right)^n - 1 \right\}$

(2)　$\overrightarrow{AB} = \left(0,\ -\dfrac{1}{2},\ -1\right),\ \overrightarrow{AC} = (0,\ -1,\ s-1)$

$|\overrightarrow{AB}| = \sqrt{\dfrac{1}{4} + 1} = \dfrac{\sqrt{5}}{2}$

$|\overrightarrow{AC}| = \sqrt{1 + (s-1)^2} = \sqrt{s^2 - 2s + 2}$

$\overrightarrow{AB} \cdot \overrightarrow{AC} = 0 + \left(-\dfrac{1}{2}\right) \cdot (-1) + (-1)(s-1)$

$\qquad = \dfrac{3}{2} - s$

$\overrightarrow{AB} \cdot \overrightarrow{AC} = \dfrac{\sqrt{5}}{2} \sqrt{s^2 - 2s + 2} \cdot \dfrac{1}{\sqrt{2}} = \dfrac{\sqrt{5}}{2\sqrt{2}} \sqrt{s^2 - 2s + 2}$

$\dfrac{3}{2} - s = \dfrac{\sqrt{5}}{2\sqrt{2}} \sqrt{s^2 - 2s + 2}$

右辺正より，$\dfrac{3}{2} > s$ として両辺 2 乗する。

$\dfrac{9}{4} - 3s + s^2 = \dfrac{5}{8}(s^2 - 2s + 2)$

$\dfrac{3}{8} s^2 - \dfrac{7}{4} s + 1 = 0$　より

$3s^2 - 14s + 8 = 0$　よって　$(3s - 2)(s - 4) = 0$

$\dfrac{3}{2} > s$　より　$s = \dfrac{2}{3}$

化 学

解答 3年度

第一問

〔解答〕

問1 5
問2 2
問3 1
問4 4
問5 2

〔出題者が求めたポイント〕

原子の性質

〔解答のプロセス〕

問1 陽子の数＝原子番号なので，原子番号の一番小さいものを選べばよい。

問2 FとOのみ第二周期で最外殻がL殻である。この2つのうち，原子半径が小さいのは原子番号の大きいF。

問3 どのイオンも同じ電子配置なので，原子番号が最も大きい Al^{3+} を選ぶ。

問4 最も陽イオンになりやすいもの。アルカリ金属のNaである。

問5 電気陰性度はハロゲンが大きい。その中でもFは全元素中最大である。

第二問

〔解答〕

問1 6
問2 0
問3 8

〔出題者が求めたポイント〕

弱酸の加水分解

問2は緩衝溶液となることに注意

〔解答のプロセス〕

問1 $[H^+] = \sqrt{cK_a} = \sqrt{2.0 \times 10^{-5}}$

$pH = -\log_{10}\sqrt{2.0 \times 10^{-5}} = -\frac{1}{2}(5 - \log_{10}2) = 2.35$

問2
$$\begin{array}{l} A \quad 0.0100\,\text{mol} \\ NaOH \quad 0.0050\,\text{mol} \end{array} \bigg) \longrightarrow \bigg(\begin{array}{l} A-Na \quad 0.0050\,\text{mol} \\ A \quad\quad 0.0050\,\text{mol} \end{array}$$

$\therefore [A^-] = \dfrac{0.0050}{0.06}\,\text{mol/L}, \ [A] = \dfrac{0.0050}{0.06}\,\text{mol/L}$

$[H^+] = \dfrac{[A]}{[A^-]} K_a = 2.0 \times 10^{-5}$

$\therefore pH = -\log_{10}2.0 \times 10^{-5} = 4.7$

問3
$$\begin{array}{l} A \quad 0.0100\,\text{mol} \\ NaOH \quad 0.0200\,\text{mol} \end{array} \bigg) \longrightarrow \bigg(\begin{array}{l} A-Na \quad 0.0100\,\text{mol} \\ NaOH \quad 0.0100\,\text{mol} \end{array}$$

$[OH^-] = \dfrac{0.0100}{0.210} = \dfrac{1}{21}\,\text{mol/L}$

$pH = 14 - pOH = 14 - (\log_{10}3 + \log_{10}7)$
$\quad\quad = 12.67$

第三問

〔解答〕

問1 3
問2 イ. 3 ウ. 8 エ. 2
問3 2

〔出題者が求めたポイント〕

標準溶液の作製

〔解答のプロセス〕

問1 必要な NaCl の量は，$0.100 \times \dfrac{500}{1000} = 0.05\,\text{mol}$

質量に換算すれば，$58.5 \times 0.05 = 2.925\,\text{g}$

第四問

〔解答〕

問1 3
問2 4
問3 3

〔出題者が求めたポイント〕

ダニエル電池

〔解答のプロセス〕

問2 $\dfrac{7720}{9.65 \times 10^4} = 0.08\,[\text{mol}]$ となるので，析出する Cu は 0.04 mol よって $63.5 \times 0.04 = 2.54\,[\text{g}]$

問3 このダニエル電池を放電すると，亜鉛版は溶けて銅が析出するので，亜鉛濃度は増加し，銅濃度が減少する。

第五問

〔解答〕

問1 A 4 B 3 C 6 D 2
　　 E 5 F 1
問2 7
問3 7
問4 6

〔出題者が求めたポイント〕

無機化学，陽イオンの定性分析

〔解答のプロセス〕

問1 AとBはアルカリ金属とアルカリ土類金属である。炎色反応からBがCaと分かるので，AはNaである。

　　CとDは水素よりもイオン化しやすい金属で，AlとZnである。これらの水酸化物のうち，過剰のアンモニア水に溶けるのはZnである。よってCはZn，DはAl。

　　EとFはAgとPbだが，塩化物が熱水にとけるEはPb。よってFはAg。

問2 〔ア〕 強いのは還元力（自身は酸化される）

　[ウ]　ブリキは Sn のメッキ。Zn はトタンである。
　[カ]　塩酸は酸化力のある酸には分類されない。
問3　[イ]　$CaCO_3 \longrightarrow CaO + CO_2$
　[ウ]　金属樹と呼ばれる現象だが，D の Al の方が
　　イオン化しやすいので，この条件では何も起こら
　　ない。
問4　E の硝酸塩…$Pb(NO_3)_2$(式量 331) $6.62\,g = 0.02\,mol$
　F の硝酸塩…$AgNO_3$(式量 170) $32.3\,g = 0.19\,mol$

　塩酸は $0.600\,mol/L \times \dfrac{200}{1000}\,L = 0.12\,mol$ あるので，

　$PbCl_2$ は $x = 0.02\,mol$，AgCl は $y = 0.12\,mol$ 沈殿する。

　$\therefore \dfrac{y}{x} = 6.0$

第六問
〔解答〕
問1　2
問2　3
問3　7
〔出題者が求めたポイント〕
有機化学，元素分析
〔解答のプロセス〕
問1　発生する気体は水蒸気(水)と二酸化炭素である。
　二酸化炭素の捕集に使うソーダ石灰は水も吸収するの
　で，水を吸収する塩化カルシウム管を先に通す。

問3　$C : H : O = \dfrac{40.0}{12} : \dfrac{6.67}{1} : \dfrac{100 - (40 + 6.67)}{16}$

　　　　$= 3.33\cdots : 6.67 : 3.33\cdots$

　　$\therefore$ 組成式は CH_2O
　選択肢の中で，これに合致するのは 7 の酢酸のみ。

第七問
〔解答〕
問1　A　1　　B　3　　C　2　　D　4
問2　D　6　　E　8　　G　4　　H　3　　I　7
〔出題者が求めたポイント〕
アルコールの脱水
〔解答のプロセス〕
問1，2

2-ブタノール　　1-ブテン　　シス-2-ブテン

（紙面の都合により，トランス-2-ブテンは省略して
ある。）
　A，B，C は 1-ブテン，シス-2-ブテン，トランス
-2-ブテンのいずれかである。問題文から，シス-2-
ブテンとトランス-2-ブテンの生成量はトランス-2-
ブテンの方が多いこともわかる。
　続いて，A に水を付加すると 2 種類のアルコール
が生成していることがわかる。2-ブテンの水付加ア

ルコールは 1 種なので A は 1-ブテンとわかる。

　A，B，C の構造異性体である F はメチルプロピレ
ンである。これに水を付加すると，2 種類のアルコー
ルが作られる。

　この 2 つのアルコールのうち，酸化されない G は
第三級アルコールの 2-メチル-2-プロパノール，H
は 2-メチル-1-プロパノールである。

令和2年度

問　題　と　解　答

英 語

問題

(40分)

2年度

I．次の各英文の（　　　）に入る語句として最も適切なものを，それぞれ1から4の中から1つ選び，その番号をマークしなさい。　【 解答番号　| 1 |　～　| 8 | 】

1．I get up early and go jogging every morning before work in order to (　　　).
 1．keep health   2．pull my leg
 3．put effort   4．stay in shape | 1 |

2．The safety and efficacy of a new drug (　　　) currently being tested.
 1．are   2．have been
 3．was   4．were | 2 |

3．It is well known that smoking (　　　) more harm than good.
 1．does   2．gets
 3．goes   4．makes | 3 |

4．I saw a person drowning, so I asked the lifeguard that was on (　　　) that day for help.
 1．check   2．duty
 3．task   4．work | 4 |

5．Miranda took great (　　　) to bring up her five children properly.
 1．difficulties   2．hardships
 3．pains   4．wishes | 5 |

6．The average life (　　　) in Japan is 84.2 years, and many Okinawans are over 100 years old.
 1．expectancy   2．insurance
 3．longing   4．respect | 6 |

7．Amber and James are on really good (　　　) with each other.
 1．condition   2．friends
 3．terms   4．reliance | 7 |

8．I was very shocked to hear the announcement because it came out of the (　　　).
 1．blue   2．green
 3．red   4．yellow | 8 |

Ⅱ．次の各英文の下線部の文脈における意味として最も近いものを，それぞれ 1 から 4 の中から 1 つ選び，その番号をマークしなさい。　【 解答番号 | 9 | ～ | 12 | 】

1.　After such unusually hard work, the factory workers were totally <u>worn out</u>.

   1.　enlightened   2.　fatigued

   3.　finished   4.　refreshed

| 9 |

2.　Joshua has just <u>filed</u> an application for admission to his first choice of school.

   1.　gotten into   2.　handed in

   3.　kept in   4.　set in

| 10 |

3.　We were perfectly <u>fooled</u> by the story told by the little children that we helped the other day.

   1.　given away   2.　gotten on

   3.　made out   4.　taken in

| 11 |

4.　He seems to be a bit <u>under the weather</u>, so be quiet and leave him in peace.

   1.　annoyed   2.　stressed

   3.　restless   4.　unwell

| 12 |

Ⅲ．次の各英文で間違っている箇所を，それぞれ 1 から 4 の中から 1 つ選び，その番号をマークしなさい。　【 解答番号 | 13 | ～ | 15 | 】

1.　<u>Now</u> we know what to do and <u>how we</u> should deal with this problem, so I cannot
   1　 2

see <u>why to discuss</u> the matter <u>any further</u>.
     3   4

| 13 |

2.　<u>According to</u> a study <u>conducted</u> in Denmark, the influence of menstruation <u>on</u>
    1   2   3

women's productivity is <u>considerable</u> underestimated.
         4

| 14 |

3. The introduction of <u>any</u> change <u>will</u> usually cause some reactions <u>which</u> the body
               1   2   3

 <u>tries to</u> adapt.
   4

15

IV. 次の A と B の会話が一番自然な流れとなるように，（　　　）の中に入る語句として最も適切なものを，それぞれ 1 から 4 の中から 1 つ選び，その番号をマークしなさい。

【 解答番号 | 16 | ～ | 18 | 】

1. A: Hi, Emily! How's it going?
   B: (　　　) How are you doing?
   A: Not too bad, but could be better.
    1. I don't know. That's not my business.
    2. I'm really well, thanks.
    3. It was nice meeting you.
    4. I'm going to the meeting room.

16

2. A: Mom, all the dishes you made for my birthday party were so good!
   B: Thank you, dear. But I don't think your friends liked that chocolate cake.
   A: Why do you say that?
   B: (　　　)
    1. Because I really liked it.
    2. Well, did you really like it?
    3. Because it's all gone.
    4. Well, most of it is still left.

17

3. A: Why don't we have a meeting about the next project?
   B: When should we have it? Is 11:00 a.m. on Friday good for you?
   A: (　　　) How about Thursday, instead? I'm available anytime after 2:00
     p.m.
    1. I'm afraid he won't be able to make it next Friday.
    2. I'm sorry but I have an unavoidable prior commitment.
    3. I'm looking forward to working with you another time.
    4. I'm just grateful that you would put it off until some future date.

18

Ⅴ. 次の各英文の空欄に入る語として最も適切なものを，それぞれ1から4の中から1つ選び，その番号をマークしなさい。　【 解答番号 [19] ～ [24] 】

(A)　Winter rashes* are troublesome for people who live in areas with seasonal weather changes.　People with (ア) skin tend to develop a dry, itchy rash during the cold winter months.　Applying some natural oils onto the skin helps it stay moist and heightens its (イ) attributes.　For example, avocado oil is excellent for healing damage thanks to its healthy fats which (ウ) the skin.　Avoiding products that contain chemicals, alcohols, and fragrances is also recommended to prevent winter rashes.

rashes*　発疹

ア	1. sensational	2. sensible	3. sensitive	4. sensory	19
イ	1. proactive	2. promotive	3. prospective	4. protective	20
ウ	1. counter	2. foster	3. nourish	4. repress	21

(B)　Not many people know that dandelions are one of the healthiest plants you can eat.　These yellow flowering plants, which have seed heads known as blowballs, are edible and nutritious – from root to leaf to flower.　A study published in 2014 ranked dandelions sixteenth out of the forty-one most nutritious foods on earth, which included kale and broccoli.　Dandelions contain great amounts of vitamins K, A, and C, along (エ) iron, calcium, magnesium and potassium*.　They also have vitamin E, folate*, and a small amount of vitamin B.　Dandelion root coffee is popular with pregnant women because it does not contain caffeine.　Many studies have shown that dandelions contain antioxidants*, can reduce cholesterol and inflammation*, (オ) blood sugar, lower blood pressure, aid digestion, and boost the immune system.　However, to (カ), there is not much data on safe doses of dandelion supplements.　In addition, for some people dandelions might cause an allergic reaction, such as hives*, difficulty breathing, or swelling of the face, lips, tongue, and throat.

potassium*　カリウム　　　folate*　葉酸　　　antioxidants*　抗酸化剤
inflammation*　炎症　　　hives*　蕁麻疹

エ	1. in	2. on	3. to	4. with	22
オ	1. calculate	2. motivate	3. regulate	4. situate	23
カ	1. date	2. day	3. far	4. now	24

VI. 次の英文を読み，3つの設問に対して最も適切な答えをそれぞれ1から4の中から1つ選び，その番号をマークしなさい。　【 解答番号 | 25 | ～ | 27 | 】

Recently, researchers have suggested that time spent in front of screens, such as televisions and smart phones, can be a significant risk for overall health. In April 2019, a new study presented the results of a survey in which more than 50,000 American children, teenagers and adults were involved from 2001 to 2016. According to the data, nearly two-thirds of children and teenagers sat and watched television or videos for at least two hours a day. Moreover, for adults and teenagers, the total amount of time spent sitting in front of screens increased by around one hour from 2007 to 2016. Many researchers agree that inactivity may contribute to some diseases, such as diabetes* and cancer, or mental illness such as anxiety and depression. (　　　), a new disease related to too much screen time has recently been identified: video game addiction.

In May 2019, the World Health Organization* (WHO) officially classified video game addiction as a disorder, categorizing it alongside other mental health issues. According to the latest official diagnostic* guide of the WHO, just spending too much time playing video games is not recognized as a disorder. It is diagnosed when severely abnormal gaming behavior lasts for at least twelve months. Symptoms include loss of control over gaming –i.e. onset, frequency, duration, termination and context–, prioritization of gaming over other life interests and daily activities, and continuation or escalation of a gaming habit despite clear negative effects on social relationships, such as work, school, and family life.

The Ministry of Health, Labour and Welfare* estimates that one in seven junior-high or high school students are affected by video game addiction. In the United Kingdom, more than 200 divorces were partly attributed to obsession with a certain popular online game in 2018, while in India two young people committed suicide after the government banned another popular game.

Video game addiction is treated with behavioral modification therapies. Group therapy is also useful, especially for people who have lost contact with family or friends because of their game addiction. Patients with a diagnosis of co-occurring depression, anxiety, or other psychiatric conditions may also need to be treated with antidepressants* or antianxiety drugs*. The first step towards a healthier life for people who experience too much screen time is for them to realize just how inactive they are. Some apps* or active video games, also known as "exergames," can be helpful in encouraging such people to move around more. Being active outside is essential in preventing serious video game addiction and exposure to sunlight is beneficial, according to health experts.

diabetes* 糖尿病   World Health Organization* 世界保健機関
diagnostic* 診断に役立つ   Ministry of Health, Labour and Welfare* 厚生労働省
antidepressants* 抗うつ薬   antianxiety drugs* 抗不安薬   apps* アプリ

1. Which of the following would be the most appropriate word to put into the blank in the first paragraph?

1. Additionally

2. Nonetheless

3. Preferably

4. Regardless

25

2. Which of the following describes what the WHO has NOT done?

1. It has updated its guide and provided information about a new illness.

2. It has recognized sitting for two hours per day in front of a screen as abnormal behavior.

3. It has added video game addiction to its registry of officially recognized diseases.

4. It has stated that the symptoms of video game addiction include having no control over the decision to start or finish gaming.

26

3. According to the passage, which of the following is true?

1. In the U.K., one particular game contributed to the divorces of over two hundred couples in 2018.

2. All patients with video game addiction need some type of medicine as well as therapies.

3. The estimated time adults and teenagers sit rose to approximately nine hours a day in 2016.

4. People who continue to play video games throughout the year ought to be diagnosed as having video game addiction.

27

Ⅶ. 次の英文を読み，3つの設問に対して最も適切な答えをそれぞれ1から4の中から1つ選び，その番号をマークしなさい。　【 解答番号 28 ～ 30 】

　　Rubella* is a highly contagious and infectious disease caused by the rubella virus.　It can spread very easily when an infected person breathes, coughs, or sneezes. People who were previously infected by the disease do not usually need to worry about getting infected again.　Unfortunately, even those people may not have enough antibodies* against the rubella virus.　It is also known that rubella infections can be avoided by getting a vaccination, which is the administration of a vaccine that helps the immune system* to develop antibodies to fight the disease.　However, infections have been spreading among male adults in Japan, and the government is now taking effective measures to (　　　) this outbreak before the 2020 Tokyo Olympics and Paralympics.

　　In late October of 2018, the U.S. Centers for Disease Control and Prevention* announced, due to the rubella outbreak, the travel advisory for Japan had been raised to the second highest level.　They warned that pregnant women should not travel to Japan without passing the rubella antibody test, because the disease can have severe consequences for an unborn child if the infection occurs during early pregnancy.　A baby born to an infected mother may have heart defects, hearing problems, low birth weight, and mental retardation*.　According to the National Institute of Infectious Diseases*, over eleven hundred cases were reported in Japan within the first ten months of 2018.　Consequently, this alert was considered quite serious, especially considering the fact that about one and a half million American citizens visit Japan every year.

　　As of July 10th 2019, more than nineteen-hundred rubella cases were reported in Japan.　The total number of rubella cases reported in 2018 was two-thousand nine-hundred and nineteen.　The main reason for this outbreak was that many Japanese men over 30 had not been obliged to be vaccinated against rubella.　Between August 1977 and March 1995, only girls had the opportunity to receive rubella vaccinations through regular public vaccination programs.　In order to combat this outbreak, the Minister of Health, Labour and Welfare made an announcement in the middle of December that males between 39 and 56 years old would be able to take rubella antibody tests as well as be vaccinated free of charge.　People who were previously infected have tended to ignore the results, but those who have not passed the test are strongly advised to get vaccinated against this disease.

rubella* 風疹　　　antibodies* 抗体　　　immune system* 免疫システム
U.S. Centers for Disease Control and Prevention* アメリカ疾病予防センター
mental retardation* 精神遅滞
National Institute of Infectious Diseases* 国立感染症研究所

1. Which of the following would be the most appropriate word to put into the blank in the first paragraph?
   1. appreciate
   2. deteriorate
   3. eliminate
   4. initiate

   | 28 |

2. Approximately how many Americans come to Japan every year?
   1. 150,000
   2. 1,500,000
   3. 15,000,000
   4. 150,000,000

   | 29 |

3. According to the passage, which of the following is true?
   1. If you have had a rubella infection or vaccination before, you never have to consider taking an antibody test.
   2. It was reported that approximately two thousand U.S. citizens were infected with the rubella virus in 2018.
   3. The Japanese government did not change the rubella vaccination policy for over thirty years.
   4. If a pregnant woman gets infected with rubella, her child might be born with some serious defects.

   | 30 |

数　学

問題

（40分）

2年度

第一問　次の問に答えよ。

(1) $a > 0,\ b > 0$ のとき，$\left(\dfrac{a}{2} + \dfrac{3}{b}\right)\left(\dfrac{4}{a} + \dfrac{b}{6}\right)$ の最小値は $\dfrac{\boxed{1)}}{\boxed{2)}}$ である。

(2) 2次関数 $y = -x^2 + 4kx + 4k$ のグラフが x 軸から切り取る線分の長さが 3 になるとき，定数 k の値は $\dfrac{-\boxed{3)} \pm \sqrt{\boxed{4)}\ \boxed{5)}}}{\boxed{6)}}$ である。

第二問　　次の問に答えよ。

(1) Aが3個のさいころを同時に投げ，Bが2個のさいころを同時に投げるとき，A，Bのうち少なくとも一方のさいころの目がすべて同じになる確率は $\dfrac{\boxed{7)}\ \boxed{8)}}{\boxed{9)}\ \boxed{10)}\ \boxed{11)}}$ である。

(2) 正二十面体の辺の数を e，頂点の数を v，面の数を f とするとき，$e = \boxed{12)}\ \boxed{13)}$，$v = \boxed{14)}\ \boxed{15)}$ であり，$v - e + f = \boxed{16)}$ である。

第三問　　次の問に答えよ。

(1) 3つの数 $\sqrt{2}$, $\sqrt[3]{3}$, $\sqrt[6]{6}$ について成り立つ不等式を次の **1.~6.** の中から一つ選び,

　　該当する番号を $\boxed{}^{17)}$ のマーク欄にマークせよ。

　　1. $\sqrt{2} < \sqrt[3]{3} < \sqrt[6]{6}$　　**2.** $\sqrt{2} < \sqrt[6]{6} < \sqrt[3]{3}$　　**3.** $\sqrt[3]{3} < \sqrt{2} < \sqrt[6]{6}$

　　4. $\sqrt[3]{3} < \sqrt[6]{6} < \sqrt{2}$　　**5.** $\sqrt[6]{6} < \sqrt{2} < \sqrt[3]{3}$　　**6.** $\sqrt[6]{6} < \sqrt[3]{3} < \sqrt{2}$

(2) $0 \leqq x < \dfrac{\pi}{2}$, $0 \leqq y < \dfrac{\pi}{2}$, $\sin x + \cos y = 1$ であるとき, $\cos x + \sin y$ の最小値は

　　$\boxed{}^{18)}$, 最大値は $\sqrt{\boxed{}^{19)}}$ である。

(3) 関数 $f(x) = \displaystyle\int_0^x (3t^2 + 8t - 3)\, dt$ の極大値は $\boxed{}^{20)}\boxed{}^{21)}$ であり, 極小値は

　　$- \dfrac{\boxed{}^{22)}\boxed{}^{23)}}{\boxed{}^{24)}\boxed{}^{25)}}$ である。

第四問　次の問に答えよ。

(1) $a_5 = 89$, $a_{10} = 184$ である等差数列 $\{a_n\}$ の $\displaystyle\sum_{k=5}^{20} a_k$ の値は $\boxed{26)}$ $\boxed{27)}$ $\boxed{28)}$ $\boxed{29)}$ である。

(2) ベクトル $\vec{a}$, $\vec{b}$ に対して $|\vec{a}| = 4$, $|\vec{b}| = 5$, $|\vec{a} - \vec{b}| = 6$ とする。t が実数全体を動くとき $|\vec{a} + t\vec{b}|$ の最小値は $\dfrac{\boxed{30)}\sqrt{\boxed{31)}}}{\boxed{32)}}$ である。

化 学

問題

(40分)

2年度

第 一 問　　次の問1〜7に答えよ。　　　　　　　　　　［解答番号 $\boxed{1}$ 〜 $\boxed{7}$ ］

問1　単体の組み合わせとして，最も適切なものを選べ。

［解答番号 $\boxed{1}$ ］

1. アンモニアと硫酸　　　　　　　2. 水とヘリウム
3. ドライアイスと水素　　　　　　4. ダイヤモンドと硫黄
5. メタンと銀

問2　純物質の組み合わせとして，最も適切なものを選べ。

［解答番号 $\boxed{2}$ ］

1. 食塩水と酸素　　　　　　　　　2. ホルマリンとエタノール
3. 氷と塩酸　　　　　　　　　　　4. 花こう岩と石油
5. 鉄と塩化ナトリウム

問3　同族元素ではない組み合わせとして，最も適切なものを選べ。

［解答番号 $\boxed{3}$ ］

1. ヘリウムとネオン　　　　　　　2. ホウ素とアルミニウム
3. カリウムとカルシウム　　　　　4. 酸素と硫黄
5. リチウムとナトリウム

問4　質量数が23で，原子番号が11のナトリウム原子がNa^+になったときの電子の数として，最も適切なものを選べ。

［解答番号 $\boxed{4}$ ］

1. 8　　　　2. 9　　　　3. 10　　　　4. 11　　　　5. 12
6. 21　　　7. 22　　　8. 23　　　9. 32　　　0. 34

問5　分子が直線形であるものを1つ選べ。

［解答番号 $\boxed{5}$ ］

1. CO_2　　　　　　　2. H_2O　　　　　　3. CH_4
4. NH_3　　　　　　　5. C_3H_8

問6　フェーリング液を還元する二糖で,加水分解によってグルコースのみが得られる
　　　ものを1つ選べ。

[解答番号　6　]

1.　グリコーゲン　　　2.　スクロース　　　3.　ラクトース
4.　フルクトース　　　5.　マルトース　　　6.　セルロース

問7　多糖で,かつヨウ素溶液で呈色しないものを1つ選べ。

[解答番号　7　]

1.　グリコーゲン　　　2.　スクロース　　　3.　ラクトース
4.　フルクトース　　　5.　マルトース　　　6.　セルロース

第 二 問　　　次の問1〜4に答えよ。ただし，原子量は H＝1.0，O＝16，S＝32 とし，気体 1 mol の体積は標準状態で 22.4 L とする。

[解答番号 $\boxed{8}$ 〜 $\boxed{16}$]

問1　質量パーセント濃度 40％の硫酸を水で希釈して，1.2 mol/L の硫酸水溶液を 500 mL 調製したい。このとき必要な 40％硫酸の体積〔mL〕として，最も近い数値を選べ。ただし，40％硫酸の密度は 1.3 g/cm³ とする。

[解答番号 $\boxed{8}$]

1.　45　　　2.　87　　　3.　113　　　4.　135　　　5.　147
6.　171　　7.　195　　8.　213　　9.　237　　0.　251

問2　標準状態において，ある気体 6.7 L の質量は 13.8 g であった。この気体の分子量として，最も近い数値を選べ。

[解答番号 $\boxed{9}$]

1.　16　　　2.　25　　　3.　38　　　4.　46　　　5.　56
6.　63　　　7.　74　　　8.　85　　　9.　93　　　0.　105

問3　白金を触媒として，アンモニアと酸素を反応させると，一酸化窒素と水が生成する。次の反応式の係数【ア】〜【エ】として，正しい数字を選べ。ただし，同じ数字を何度選択してもかまわない。

【ア】：[解答番号 $\boxed{10}$]
【イ】：[解答番号 $\boxed{11}$]
【ウ】：[解答番号 $\boxed{12}$]
【エ】：[解答番号 $\boxed{13}$]

【ア】NH_3　＋　【イ】O_2　⟶　【ウ】NO　＋　【エ】H_2O

1.　1　　　2.　2　　　3.　3　　　4.　4　　　5.　5
6.　6　　　7.　7　　　8.　8　　　9.　9　　　0.　10

問4　硫酸で酸性にした過マンガン酸カリウムの水溶液は，強い酸化作用を示す。次の電子を含むイオン反応式の係数【オ】〜【キ】として，正しい数字を選べ。ただし，同じ数字を何度選択してもかまわない。

【オ】：[解答番号 $\boxed{14}$]
【カ】：[解答番号 $\boxed{15}$]
【キ】：[解答番号 $\boxed{16}$]

MnO_4^-　＋　【オ】H^+　＋　【カ】e^-　⟶　Mn^{2+}　＋　【キ】H_2O

1.　1　　　2.　2　　　3.　3　　　4.　4　　　5.　5
6.　6　　　7.　7　　　8.　8　　　9.　9　　　0.　10

第 三 問　次の文章【ア】～【オ】の下線部の現象を表す語句として，最も適切なものをそれぞれ選べ。ただし，同じ語句を何度選択してもかまわない。

[解答番号 | 17 | ～ | 21 |]

【ア】　乾いたガラスコップに冷たい飲み物を入れたとき，コップの表面に水滴がついた。

【イ】　−20℃ の冷凍庫内に保存していた氷が，小さくなっていた。

【ウ】　冷蔵庫に活性炭を入れると，庫内の臭いが消えた。

【エ】　セッケン水に油を入れて振り混ぜると，油は微粒子となって水中に分散した。

【オ】　天然ゴムを空気中に放置しておくと，しだいにゴム弾性を失った。

【ア】：[解答番号 | 17 |]
【イ】：[解答番号 | 18 |]
【ウ】：[解答番号 | 19 |]
【エ】：[解答番号 | 20 |]
【オ】：[解答番号 | 21 |]

1. 塩析　　2. 吸着　　3. 凝固　　4. 凝縮　　5. 酸化
6. 昇華　　7. 蒸発　　8. 潮解　　9. 乳化　　0. 融解

第 四 問　　　次の問1～3に答えよ。ただし，エタン（気），水（液），二酸化炭素（気）
　　　　　　　の生成熱は，それぞれ 84.0 kJ/mol, 286 kJ/mol, 394 kJ/mol とし，エ
　　　　　　　チレン（気）の燃焼熱は 1412 kJ/mol とする。また，燃焼の際に生成
　　　　　　　する水は液体とする。

［解答番号　22 ～ 24 ］

問1　エチレン（気）の生成熱〔kJ/mol〕として，最も近い数値を選べ。

［解答番号　22 ］

1.　−446　　　2.　−334　　　3.　−124　　　4.　−52.0　　　5.　−24.0
6.　24.0　　　7.　52.0　　　8.　124　　　9.　334　　　0.　446

問2　エチレン（気）と水素（気）から，エタン（気）1 mol を生成する反応の
　　　反応熱〔kJ〕として，最も近い数値を選べ。

［解答番号　23 ］

1.　32.0　　　2.　40.0　　　3.　76.0　　　4.　108　　　5.　124
6.　136　　　7.　145　　　8.　208　　　9.　250　　　0.　394

問3　エタン（気）の燃焼熱〔kJ/mol〕として，最も近い数値を選べ。

［解答番号　24 ］

1.　680　　　2.　880　　　3.　990　　　4.　1170　　　5.　1280
6.　1560　　　7.　1650　　　8.　1850　　　9.　1960　　　0.　2240

第 五 問　　次の文章 a ～ c を読み,問1～4に答えよ。ただし,原子量は H＝1.0,
　　　　　　C＝12, N＝14, O＝16, F＝19, S＝32, Cl＝35.5 とし,空気の組成
　　　　　　は N$_2$:O$_2$ ＝ 4:1 とする。

[解答番号 25 ～ 32]

　a.　気体 A は,刺激臭のある無色の気体で,湿った赤色リトマス紙を青変させ
　　　る。塩化水素に触れると白煙を生じる。

　b.　気体 B は,腐卵臭のある無色の有毒な気体で,強い還元性があり,水に溶
　　　けて弱酸性を示す。

　c.　気体 C は,無色無臭の可燃性の気体で,硫酸水銀 (II) などを触媒として
　　　水を付加させると,アセトアルデヒドに変わる。

問1　気体 A ～ C として,最も適切なものをそれぞれ選べ。

気体A:[解答番号 25]
気体B:[解答番号 26]
気体C:[解答番号 27]

　1.　塩素　　　　2.　フッ化水素　　3.　アンモニア　　4.　一酸化炭素
　5.　二酸化炭素　6.　アセチレン　　7.　一酸化窒素　　8.　二酸化窒素
　9.　硫化水素　　0.　二酸化硫黄

問2　気体 A ～ C の製法として,最も適切なものをそれぞれ選べ。

気体A:[解答番号 28]
気体B:[解答番号 29]
気体C:[解答番号 30]

　1.　石灰石に希塩酸を加える。
　2.　硫化鉄 (II) に希硫酸を加える。
　3.　銅片に濃硝酸を加える。
　4.　酸化マンガン (IV) に濃塩酸を加えて加熱する。
　5.　銅片に希硝酸を加える。
　6.　ギ酸に濃硫酸を加えて加熱する。
　7.　炭化カルシウムに水を加える。
　8.　銅片に濃硫酸を加えて加熱する。
　9.　塩化アンモニウムと水酸化カルシウムの混合物を加熱する。
　0.　ホタル石に濃硫酸を加えて加熱する。

問3 気体A～Cのうち，空気より軽いものの組み合わせとして，最も適切なものを選べ。

[解答番号 31]

1. Aのみ　　　2. Bのみ　　　3. Cのみ　　　4. AとB
5. AとC　　　6. BとC　　　7. AとBとC

問4 気体Aの乾燥剤として，最も適切なものを選べ。

[解答番号 32]

1. 濃硫酸　　　　2. 十酸化四リン　　　3. 塩化カルシウム
4. シリカゲル　　5. ソーダ石灰

第 六 問　　次の文章を読み，問1〜5に答えよ。

［解答番号 33 〜 37 ］

　化合物 A，B，C および D の分子式はいずれも $C_4H_{10}O$ である。それぞれの化合物について，以下の実験を行った。

【実験1】

　化合物 A 〜 D に，硫酸酸性条件下，十分な量の二クロム酸カリウム水溶液を加えて加熱すると，化合物 A からはケトン E が生じ，化合物 B からはカルボン酸が生じた。化合物 C および D は，反応しなかった。

【実験2】

　次に，化合物 C および D に対し，濃硫酸を加えそれぞれ加熱すると，化合物 C は反応しなかったが，化合物 D は反応して気体 F を生じた。

問1　分子式 $C_4H_{10}O$ をもつ化合物には，可能な異性体がいくつあるか。ただし，一対の鏡像異性体（光学異性体）は1つと数える。

［解答番号 33 ］

| 1. 4 | 2. 5 | 3. 6 | 4. 7 | 5. 8 |

| 6. 9 | 7. 10 | 8. 11 | 9. 12 | 0. 13 以上 |

問2　化合物 A 〜 D の中で不斉炭素原子をもつものを1つ選べ。

［解答番号 34 ］

| 1. A | 2. B | 3. C | 4. D | 5. 該当なし |

問3　【実験1】において，化合物 A と二クロム酸カリウム水溶液との反応から生じたケトン E の構造式として，最も適切なものを選べ。

［解答番号 35 ］

1　　　　　　2　　　　　　3　　　　　　4　　　　　　5

問4　【実験2】において，化合物Dと濃硫酸との反応から生じた気体Fの構造式として，最も適切なものを選べ。

[解答番号　36]

1	2	3	4	5

6	7	8	9	0

問5　次の文中の【ア】と【イ】にあてはまるものの組合せとして，最も適切なものを選べ。

化合物A〜Dのうち，化合物【ア】は，ほかの3つの化合物よりも沸点が低い。この主な理由は，ほかの3つの化合物には【イ】がはたらいているためである。

[解答番号　37]

	【ア】	【イ】
1	A	ファンデルワールス力
2	A	水素結合
3	B	ファンデルワールス力
4	B	水素結合
5	C	ファンデルワールス力
6	C	水素結合
7	D	ファンデルワールス力
8	D	水素結合

英 語

解 答

2年度

Ⅰ

〔解答〕

1. 4   2. 1   3. 1   4. 2
5. 3   6. 1   7. 3   8. 1

〔出題者が求めたポイント〕

1. stay in shape「健康を保つ」。
2. currently は現在のことなので、受動態の現在進行形が正解。
3. do more harm than good「有害無益だ」。
4. on duty「当直、勤務中」。
5. take great pains to V「〜するのにとても苦労する」。
6. the average life expectancy「平均寿命」。
7. on good terms with「〜と仲がよい」。
8. out of the blue「突然」。

〔問題文訳〕

1. 私は健康を保つために朝早く起きて、毎朝仕事の前にジョギングをする。
2. 新薬の安全性と有効性は現在試験中である。
3. 喫煙が有害無益であることはよく知られている。
4. 溺れている人を見たので、私はその日当直のライフガードに助けを求めた。
5. ミランダは5人の子供をきちんと育てるのにとても苦労した。
6. 日本の平均寿命は 84.2 歳で、多くの沖縄の人は 100歳以上だ。
7. アンバーとジェームズは本当にとても仲がよい。
8. 突然のことだったので、私はその発表を聞いてとてもショックを受けた。

Ⅱ

〔解答〕

1. 2   2. 2   3. 4   4. 4

〔出題者が求めたポイント〕

1. wear out = fatigue「疲れさせる」。ここでは受動態。
2. file = hand in「提出する」。
3. fool = take in「だます」。ここでは受動態。
4. under the weather = unwell「具合が悪い」。

〔問題文訳〕

1. 非常に並外れた激務の後、工場の労働者たちはすっかり疲れきっていた。
2. ジョシュアは第一志望の学校への入学申請を提出したところだ。
3. 先日助けた小さな子どもたちが語る話に、我々はまんまとだまされた。
4. 彼はちょっと具合が悪そうなので、静かにして、そっとしておきなさい。

Ⅲ

〔解答〕

1. 3   2. 4   3. 3

〔出題者が求めたポイント〕

1. why to discuss → why we should discuss または the reason to discuss
2. considerable → considerably
3. which → to which

〔問題文訳〕

1. 何をすればよいのか、この問題をどう扱えばよいのかがわかってきたので、私はなぜこの問題をこれ以上議論すべきなのか分からない。
2. デンマークで行われた研究によると、女性の生産性に与える月経の影響はかなり過小評価されている。
3. 何らかの変化がもたらされると、通常は体が適応しようとする反応が起こる。

Ⅳ

〔解答〕

1. 2   2. 4   3. 2

〔出題者が求めたポイント〕

選択肢訳

1. 1. さあね。私の知ったことではありません。
   2. とても元気よ、ありがとう。
   3. お会いできてよかったです。
   4. 会議室に行くところです。
2. 1. とても気に入ったから。
   2. ええと、本当に気に入った？
   3. 全部なくなってしまったから。
   4. ええと、まだほとんど残っているわ。
3. 1. 申し訳ありませんが、来週の金曜日は都合がつきません。
   2. 申し訳ありませんが、先約があります。
   3. またの機会によろしくお願いします。
   4. 後日に延期していただけるとありがたいのですが。

〔全訳〕

1. A：やあ、エミリー！ 調子はどう？
   B：とても元気よ、ありがとう。あなたは元気？
   A：悪くはないよ、でも、あんまりかな。
2. A：ママ、私の誕生日パーティーのために作ってくれた料理はどれもとてもおいしかったわ！
   B：ありがとう。でも、あなたの友だちはチョコレートケーキを好まなかったみたいね。
   A：なぜそんなことを言うの？
   B：ええと、まだほとんど残っているわ。
3. A：次のプロジェクトについて打ち合わせをしませんか？
   B：いつですか。金曜日の午前11時はいかがです

か？

A：申し訳ありませんが、先約があります。代わりに木曜日はいかがですか。午後 2 時以降ならいつでも空いています。

Ⅴ

〔解答〕

(A)　ア　3　　イ　4　　ウ　3

(B)　エ　4　　オ　3　　カ　1

〔出題者が求めたポイント〕

(A)

ア　sensational「センセーショナルな」。sensible「分別のある」。sensitive「敏感な」。sensory「感覚の」。

イ　proactive「先を見越した」。promotive「促進する」。prospective「有望な」。protective「保護的な」。

ウ　counter「反論する」。foster「養育する」。nourish「栄養を与える」。repress「抑圧する」。

(B)

エ　along with「～に加えて」。

オ　calculate「計算する」。motivate「動機づける」。regulate「調節する」。situate「置く」。

カ　to date「現在まで」。

〔全訳〕

(A)

　冬の発疹は、季節ごとに天候の変わる地域に住んでいる人にとってやっかいなものだ。皮膚が敏感な人は、寒い冬の時期に乾いた痒みのある発疹ができやすくなる。天然オイルを肌になじませることで、肌のうるおいが保たれ、保護作用が高まる。例えば、アボカドオイルは、肌に栄養を与える健康的な脂肪のおかげで、ダメージを治すのに優れている。冬の発疹を予防するために、化学物質、アルコール、香料を含む製品を避けることも推奨される。

(B)

　タンポポが最も健康的な植物のひとつであることを知っている人は多くない。この黄色い花をつける植物は、「綿毛」と呼ばれる種の頭を持ち、根から葉、花まで食べられ、栄養価も高い。2014 年に発表された研究では、タンポポはケールとブロッコリーを含む、地球上で最も栄養価の高い食品 41 種類のうち、16 番目にランクされた。タンポポには、鉄分、カルシウム、マグネシウム、カリウムに加え、ビタミン K、A、C が豊富に含まれている。また、ビタミン E、葉酸、少量のビタミン B が含まれている。タンポポの根のコーヒーはカフェインを含まないので妊婦に人気がある。タンポポには抗酸化剤が含まれており、コレステロールや炎症を抑え、血糖値を調節し、血圧を下げ、消化を助け、免疫系の働きを高めることが多くの研究で示されている。しかし、現在まで、タンポポ・サプリメントの安全な用量に関するデータはあまりない。さらに、タンポポが、蕁麻疹、呼吸困難、顔、唇、舌、のどの腫れなどのアレルギー反応を引き起こす人もいる。

Ⅵ

〔解答〕

1. 1　　2. 2　　3. 1

〔出題者が求めたポイント〕

1. Additionally「加えて」。Nonetheless「それにもかかわらず」。Preferably「望ましくは」。Regardless「関係なく」。

2. 設問訳「WHO が行っていないことを記述しているのは次のどれか？」

選択肢訳

1. ガイドを更新し、新しい病気に関する情報を提供した。

2. 1 日 2 時間、画面の前に座っていることを異常行動と認識した。

3. 公式に認められた疾病の登録に、ビデオゲーム中毒を追加した。

4. ビデオゲーム中毒の症状には、ゲームの開始や終了に対するコントロールの喪失が含まれると述べた。

3. 設問訳「本文によれば、次のどれが正しいか？」

選択肢訳

1. 英国では、あるゲームが 2018 年に 200 組以上のカップルが離婚する原因となった。

2. ビデオゲーム中毒の患者全員が、療法だけでなく何らかの薬を必要としている。

3. 成人とティーンエイジャーが座っていた推定時間は、2016 年に 1 日約 9 時間へと増加した。

4. 1 年中ビデオゲームをやり続ける人は、ゲーム中毒と診断されるべきだ。

〔全訳〕

　最近、研究者たちは、テレビやスマートフォンなどの画面の前で過ごす時間が、健康全般にとって重大なリスクになり得ることを示唆している。2019 年の 4 月に発表された調査結果によると、2001 年から 2016 年の間に 5 万人以上のアメリカの子供、ティーンエイジャー、大人が調査に参加し、2/3 近くの子供とティーンエイジャーが、少なくとも 1 日 2 時間はテレビやビデオを見ていた。さらに、成人とティーンエイジャーについては、画面の前に座って過ごす時間の合計が、2007 年から 2016 年にかけて約 1 時間増加した。多くの研究者は、無活動状態が糖尿病やガンなどの疾患、あるいは不安や抑うつなどの精神疾患の一因となる可能性があるということで意見が一致している。加えて、最近、画面の前での時間過多に関連する新たな病気が特定された。ビデオゲーム中毒だ。

　2019 年 5 月、世界保健機関（WHO）は、ビデオゲーム中毒を他の精神衛生上の問題と同列に分類し、公式に疾病のひとつとして分類した。WHO の最新の公式診断ガイドによると、単にビデオゲームに時間をかけすぎるだけでは疾病とは認められない。重度の異常なゲーム行動が 12 ヵ月以上続いた場合に疾病と診断される。症状には、ゲームに対するコントロール（つまり、ゲームの開

始、頻度、期間、終了および背景のコントロール)を喪
失すること、他の生活上の関心や日常活動よりもゲーム
を優先すること、そして、仕事、学校、家庭生活などの
社会的関係に明らかな悪影響があるにもかかわらずゲー
ム習慣の継続または拡大すること、などがある。

　厚生労働省は、中学生や高校生の7人に1人がビデオ
ゲーム中毒になると推定している。英国では、2018年
に200件以上の離婚が、ある人気のオンラインゲームへ
の執着によるものであった。かたやインドでは、政府が
別の人気のゲームを禁止した後、2人の若者が自殺し
た。

　ビデオゲーム中毒は行動変容療法で治療される。グル
ープ療法もまた有効だ。特にゲーム中毒のために家族や
友人との連絡が途絶えた人にとっては。抑うつ、不安、
または他の精神疾患が併存していると診断された患者に
は、抗うつ薬または抗不安薬による治療が必要な場合も
ある。画面を見ている時間が長すぎる人たちが、より健
康的な生活を送るための第一歩は、自分がいかに活動的
でないかを自覚することだ。『フィットネスゲーム』と
しても知られているいくつかのアプリやアクティブなビ
デオゲームは、こうした人々がもっと動き回ることを促
すのに役立つだろう。健康の専門家によれば、屋外で活
動することは、深刻なビデオゲーム中毒を予防する上で
不可欠であり、日光にさらされることは有益だという。

Ⅶ
〔解答〕
1.3　　2.2　　3.4
〔出題者が求めたポイント〕
1．appreciate「高く評価する」。deteriorate「悪化させ
　る」。eliminate「除去する」。initiate「開始する」。
2．one and a half million = 1,500,000
3．設問訳「本文によれば、次のどれが正しいか?」
選択肢訳
1．風疹に感染することや、予防接種を受けたことがあ
　れば、抗体検査を受けることを考慮する必要はない。
2．2018年に約2,000人の米国市民が風疹ウイルスに感
　染したと報告されている。
3．日本政府は30年以上風疹の予防接種政策を変えて
　いない。
4．妊婦が風疹に感染すると、その子供に重大な欠陥が
　生まれる可能性がある。
〔全訳〕
　風疹は、風疹ウイルスによって引き起こされる感染力
の強い感染症だ。感染者が呼吸、せき、くしゃみをする
と、ごく容易に拡散することがある。以前にこの病気に
感染したことがある人は、通常、再度の感染を懸念する
必要はない。残念なことに、そうした人でも風疹ウイル
スに対する抗体が十分にないことがある。風疹はまた、
免疫系の抗体産生を助けるワクチンを接種することによ
って予防できることも知られている。しかし、日本では
成人男性の間で感染が広がっており、政府は現在、2020

年の東京オリンピック・パラリンピックまでにこの感染
を排除するため、効果的対策を講じつつある。

　米国疾病管理予防センター (CDC) は2018年10月末、
風疹の発生を受け、日本への渡航勧告を2番目に高いレ
ベルに引き上げたと発表した。妊娠初期に感染すると胎
児への影響が大きいため、風疹抗体検査を受けずに渡航
してはならないと警告したのだ。感染した母親から生ま
れた乳児には、心臓の異常、聴覚の問題、低出生体重、
精神遅滞などがみられる。国立感染症研究所によれば、
2018年の最初の10ヵ月間に日本で1,100件以上の症例
が報告されており、毎年約150万人の米国市民が日本を
訪れることを考えると、この警告は極めて重大であると
考えられた。

　2019年7月10日現在、日本では1,900人以上の風疹
症例が報告されている。2018年に報告された風疹症例
の総数は2,919例であった。この流行の主な理由は、30
歳以上の日本人男性の多くが風疹の予防接種を義務づけ
られていなかったことである。1977年の8月から1995
年の3月まで、風疹の定期接種を受ける機会があったの
は女子だけだった。この流行に対処するため、厚生労働
大臣は、39歳から56歳までの男性は風疹抗体検査を受
けることができ、無料で予防接種を受けることができる
と12月中旬に発表した。以前に感染した人は結果を無
視する傾向があるが、検査に合格しなかった人は、この
病気の予防接種を受けるよう強く推奨されている。

数　学

解答

2年度

1

〔解答〕

(1)

1)	2)
9	2

(2)

3)	4)	5)	6)
2	1	3	4

〔出題者が求めたポイント〕

(1) 相加平均と相乗平均を用いて分数式の最小値を求める問題。

(2) 放物線が x 軸から切り取る線分の長さに関する問題。

〔解答のプロセス〕

(1) 与式を展開すると

$$\left(\frac{a}{2}+\frac{3}{b}\right)\left(\frac{4}{a}+\frac{b}{6}\right)=\frac{ab}{12}+\frac{12}{ab}+\frac{5}{2}$$

ここで，$a>0$, $b>0$ より，相加平均と相乗平均の不等式から

$$\frac{ab}{12}+\frac{12}{ab}\geq 2\sqrt{\frac{ab}{12}\cdot\frac{12}{ab}}=2$$

等号は $\dfrac{ab}{12}=\dfrac{12}{ab}$ のとき，つまり $ab=12$ を満たすときに成り立つ。

$$\therefore \quad (与式)=\frac{ab}{12}+\frac{12}{ab}+\frac{5}{2}\geq\frac{9}{2}$$

よって，$ab=12$ を満たす a, b のとき，与式の最小値は $\dfrac{9}{2}$

(2) 放物線 $y=-x^2+4kx+4k$ が x 軸から切り取る線分の長さは方程式 $-x^2+4kx+4k=0$ の異なる実数解の差である。$x^2-4kx-4k=0\cdots$① が異なる2つの実数解をもつとき

（判別式）$=(-2k)^2+4k=4k(k+1)>0$

つまり，$k<-1$, $0<k$

k がこの範囲にあるとき，①の実数解を α, β $(\alpha<\beta)$ とおく。解と係数の関係から

$$\alpha+\beta=4k,\ \alpha\beta=-4k$$

であり，x 軸から切り取る線分の長さは $\beta-\alpha$ であるから

$$(\beta-\alpha)^2=(\alpha+\beta)^2-4\alpha\beta$$
$$=(4k)^2+16k=3^2$$

つまり　$16k^2+16k-9=0$

$$k=\frac{-2\pm\sqrt{13}}{4}$$

これはともに $k<-1$, $0<k$ を満たすので，求める k の値は

$$k=\frac{-2\pm\sqrt{13}}{4}$$

2

〔解答〕

(1)

7)	8)	9)	10)	11)
4	1	2	1	6

(2)

12)	13)	14)	15)	16)
3	0	1	2	2

〔出題者が求めたポイント〕

(1) 2人がさいころを投げたときに，一方が同じ目を出す確率の計算。和事象の考え方を利用する。

(2) 正二十面体の辺，頂点，面の数。オイラーの多面体定理を用いる。知識問題である。

〔解答のプロセス〕

(1) A が3つのさいころを投げたとき，すべての目が同じになる事象を A, B が2つのさいころを投げたとき，すべての目が同じになる事象を B とする。また，事象 X が起こる確率を $P(X)$ と表す。

このとき，確率 $P(A)$, $P(B)$ は

$$P(A)=\frac{6}{6^3}=\frac{1}{36},\ P(B)=\frac{6}{6^2}=\frac{1}{6}$$

また，A の3つのさいころがすべて同じ目で，かつ B の2つのさいころがすべて同じ目である確率は

$$P(A\cap B)=\frac{6}{6^3}\cdot\frac{6}{6^2}=\frac{1}{216}$$

よって，A, B のさいころのうち少なくとも一方の目がすべて同じになる確率は

$$P(A\cup B)=P(A)+P(B)-P(A\cap B)$$
$$=\frac{1}{36}+\frac{1}{6}-\frac{1}{216}=\frac{41}{216}$$

(2) 正 n 面体の辺の数 e, 頂点の数 v, 面の数 f は次の表の通りである。

n	4	6	8	12	20
辺の数(e)	6	12	12	30	30
頂点の数(v)	4	8	6	20	12
面の数(f)	4	6	8	12	20

よって，正二十面体の

辺の数 $e=30$, 頂点の数 $f=12$

であり，面の数 $v=20$ なので

$$v-e+f=20-30+12=2$$

3

〔解答〕

(1)

17)
5

(2)

18)	19)
1	3

(3)

20)	21)	22)	23)	24)	25)
1	8	1	4	2	7

〔出題者が求めたポイント〕

(1) 底が異なる指数の大小比較。

(2) 三角関数の最大・最小。

(3) 定積分で表された関数の極値。

〔解答のプロセス〕

(1) $a=\sqrt{2}$, $b=\sqrt[3]{3}$, $c=\sqrt[6]{6}$ とおく。これらはすべての正の実数より, 6乗しても大小は変わらない。ここで, a^6, b^6, c^6 を求めると

$$a^6=8, \quad b^6=9, \quad c^6=6$$

より, この3つの数の大小は $c^6 < a^6 < b^6$

よって $c < a < b$ ∴ $\sqrt[6]{6} < \sqrt{2} < \sqrt[3]{3}$

これを満たす選択肢は5。

(2) $\cos x + \sin y = k$ とおく。

$$\begin{cases} \sin x + \cos y = 1 & \cdots ① \\ \cos x + \sin y = k & \cdots ② \end{cases}$$

について, ①, ②の両辺を2乗して足すと

$$(\sin x + \cos y)^2 + (\cos x + \sin y)^2$$
$$= 2 + 2(\sin x \cos y + \cos x \sin y)$$
$$= 2 + 2\sin(x+y) = 1 + k^2$$

つまり, $k^2 = 2\sin(x+y) + 1$

ここで, $0 \le x < \dfrac{\pi}{2}$, $0 \le y < \dfrac{\pi}{2}$ であり, x, y は① を満たす独立な2変数より

$$0 \le x+y < \pi \quad \therefore \quad 0 \le \sin(x+y) \le 1$$

よって, k のとりうる値の範囲は, $k > 0$ より

$$1 \le k^2 \le 3 \quad \therefore \quad 1 \le k \le \sqrt{3}$$

より, $\cos x + \sin y$ は $x+y=0$ のとき最小値1,

$x+y = \dfrac{\pi}{2}$ のとき最大値 $\sqrt{3}$

(3) $f(x) = \displaystyle\int_0^x (3t^2 + 8t - 3)dt$ を計算すると

$$f(x) = \int_0^x (3t^2 + 8t - 3)dx$$
$$= \left[t^3 + 4t^2 - 3t \right]_0^x$$
$$= x^3 + 4x^2 - 3x$$

x で微分して

$$f'(x) = 3x^2 + 8x - 3 = (3x-1)(x+3)$$

より, $f'(x)=0$ を満たす $x = -3, \dfrac{1}{3}$

$f(x)$増減は次の通り。

x	$\cdots$	-3	$\cdots$	$\dfrac{1}{3}$	$\cdots$
$f'(x)$	$+$	0	$-$	0	$+$
$f(x)$	↗		↘		↗

よって, $y=f(x)$ の極大値は $x=-3$ のとき

$$f(-3) = -27 + 36 + 9 = 18$$

極小値は $x = \dfrac{1}{3}$ のとき

$$f\left(\dfrac{1}{3}\right) = \dfrac{1}{27} + \dfrac{4}{9} - 1 = -\dfrac{14}{27}$$

4

〔解答〕

(1)

26)	27)	28)	29)
3	7	0	4

(2)

30)	31)	32)
3	7	2

〔出題者が求めたポイント〕

(1) 等差数列の和の計算。

(2) ベクトルの大きさの最小値。

〔解答のプロセス〕

(1) 数列 $\{a_n\}$ の初項 a, 公差 d とおく。このとき, $a_5=89$, $a_{10}=184$ から

$$a_5 = a + 4d = 89$$
$$a_{10} = a + 9d = 184$$

これを解いて $a=13$, $d=19$

つまり, 一般項は $a_n = 13 + 19(n-1) = 19n - 6$

このとき, $\displaystyle\sum_{k=5}^{20} a_k$ は

$$\sum_{k=5}^{20} a_k = \sum_{k=5}^{20} (19k - 6)$$
$$= \dfrac{1}{2}(89 + 374) \cdot 16$$
$$= 463 \cdot 8 = 3704$$

(2) $|\vec{a} - \vec{b}| = 6$ より, 両辺を2乗して

$$|\vec{a} - \vec{b}|^2 = |\vec{a}|^2 - 2\vec{a} \cdot \vec{b} + |\vec{b}|^2$$
$$= 41 - 2\vec{a} \cdot \vec{b} = 36$$

$$\vec{a} \cdot \vec{b} = \dfrac{5}{2}$$

ここで, $|\vec{a} - t\vec{b}|^2$ は

$$|\vec{a} - t\vec{b}|^2 = |\vec{a}|^2 - 2t\vec{a} \cdot \vec{b} + t^2|\vec{b}|^2$$
$$= 25t^2 - 5t + 16$$
$$= 25\left(t - \dfrac{1}{10}\right)^2 + \dfrac{63}{4}$$

よって, $|\vec{a} - t\vec{b}| > 0$ なので, $|\vec{a} - t\vec{b}|$ の最小値は

$$t = \dfrac{1}{10} \text{ のとき, 最小値} \dfrac{3\sqrt{7}}{2}$$

化　学

解答　2年度

第一問

〔解答〕

1	4
2	5
3	3
4	3
5	1
6	5
7	6

〔出題者が求めたポイント〕

単体・化合物・混合物，周期表，イオンの電子の数，分子の形，糖の性質

〔解答のプロセス〕

1　何種類かの物質が混ざっている物質を混合物といい，ほかの物質が混ざっていない物質を純物質という。純物質のうち，1種類の元素から構成されている物質を単体，2種類以上の元素からできている物質を化合物という。

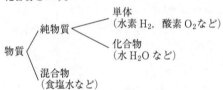

2　溶液は，溶媒と溶質の混合物であることに注意する。

3　同族元素とは，周期表で同じ縦の列に属する元素のことである。1は18族(希ガス(貴ガス))，2は13族，4は16族，5は1族(アルカリ金属)である。3のカリウムは1族で，カルシウムは2族である。

4　原子番号は陽子の数と等しいので陽子の数は11。また，Na原子の電子の数は陽子の数と等しく11である。Na⁺になると，電子が1個減り，全体の電荷が＋となるので，Na⁺の電子の数は10。

5　1は直線形，2は折れ線形，3は正四面体形，4は三角すい形，5のプロパンの分子の形は次のようになり，Hを除くと折れ線形といえる。

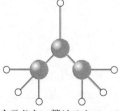

6　還元生を示さない糖はスクロースやグリコーゲン，デンプン，セルロースといった多糖類なので，フェーリング液を還元する糖はこれら以外の糖を選ぶ。構成単糖は，1はグルコース，2はグルコース＋フル

クトース，3はガラクトース＋グルコース，4は単糖類，5はグルコース＋グルコース，6はグルコースである。

7　グリコーゲンとセルロースが多糖類にあたる。セルロースはらせん構造にはならず，直線的な構造をしているため，デンプンやグリコーゲンのようにヨウ素を取り込む部分がない。そのため，ヨウ素デンプン反応は示さない。

第二問

〔解答〕

| 8 | 3 |
| 9 | 4 |

| 10 | 4 | 11 | 5 | 12 | 4 | 13 | 6 |
| 14 | 8 | 15 | 5 | 16 | 4 |

〔出題者が求めたポイント〕

濃度，密度と物質量，化学反応式・e⁻を含むイオン反応式の作り方

〔解答のプロセス〕

8　必要な40%硫酸の体積をx〔mL〕とおく。1.2mol/Lの硫酸水溶液500mL中の溶質の硫酸の質量は，モル質量が98g/molなので，

$$1.2 \times \frac{500}{1000} \times 98 = 58.8g$$

$1L = 1000cm^3 = 1000mL$ であるので，x〔mL〕の硫酸水溶液の質量は，$1.3x$〔g〕，

質量パーセント濃度が40%の溶質の硫酸の質量は，

$$1.3x \times \frac{40}{100} = 0.52x$$

以上より，

$$0.52x = 58.8$$
$$x = 113.1mL$$

9　1mol(標準状態で22.4L)のモル質量をx〔g/mol〕とおくと，

$$6.7L : 13.8g = 22.4L : x$$
$$x = 46.1g/mol$$

モル質量から単位を除いたものが分子量になる。

10〜**13**

硝酸の工業的製法であるオストワルト法の反応の一部である。

$$4NH_3 + 5O_2 \longrightarrow 4NO + 6H_2O$$

14〜**16**

酸性条件下での過マンガン酸イオンは酸化剤としてはたらくとMn^{2+}となる。

$$MnO_4^- \longrightarrow Mn^{2+}$$

Oの不足をH_2Oで，Hの不足をH^+で補うと，

$$MnO_4^- + 8H^+ \longrightarrow Mn^{2+} + 4H_2O$$

左辺と右辺の電荷をあわせるため，e⁻で調整すると，e⁻を含むイオン反応式は次のようになる。

$$MnO_4^- + 8H^+ + 5e^- \longrightarrow Mn^{2+} + 4H_2O$$

第三問

〔解答〕

17	4
18	6
19	2
20	9
21	5

〔出題者が求めたポイント〕

身のまわりの化学現象

〔解答のプロセス〕

17 ～ 21

【ア】空気中の水蒸気が水になってコップの表面に付着するため起こる。よって，気体が液体になる状態変化(凝縮)を選ぶ。

【イ】冷凍庫の中は水蒸気がないので，乾燥している。そのため，氷が直接水蒸気となって，湿度を高めようと作用する。よって，固体が直接，気体になる状態変化(昇華)を選ぶ。

【ウ】活性炭を置くことで，臭いがとれたのは，臭い分子が活性炭の表面に吸着したからである。

【エ】セッケンが油汚れに触れると，セッケンの疎水基の部分が油汚れと引き合う。油汚れは，やがてセッケンのミセルの内部に取り込まれて，微粒子となって水中に分散する。このような作用をセッケンの乳化作用という。

【オ】ゴム分子中の二重結合の部分が空気中の酸素によって酸化されてしまうためゴム弾性を失う。この現象をゴムの老化という。

第四問

〔解答〕

22	4
23	6
24	6

〔出題者が求めたポイント〕

熱化学方程式

〔解答のプロセス〕

22 エチレンを完全燃焼させたときの熱化学方程式は次のようになる。

$$C_2H_4(気) + 3O_2(気) \longrightarrow 2CO_2(気)$$
$$+ 2H_2O(液) + 1412\,kJ$$

反応熱と生成熱の間には，次のような関係がある。

反応熱 Q ＝ 生成物の生成熱の総和 － 反応物の生成熱の総和

この公式に上記の熱化学方程式の値をあてはめる。エチレン(気)の生成熱を x〔kJ/mol〕とおくと，単体の生成熱は 0kJ/mol なので，

$$Q = (394 \times 2 + 286 \times 2) - (x \times 1 + 0) = 1412\,kJ$$
$$x = -52.0\,kJ/mol$$

23 求める反応熱を Q〔kJ〕として，熱化学方程式をあらわすと次のようになる。

$$C_2H_4(気) + H_2(気) \longrightarrow C_2H_6(気) + Q\,kJ$$

この熱化学方程式の値を 22 と同様の公式にあてはめると，

$$Q = (84.0 \times 1) - (-52.0 \times 1 + 0) = 136\,kJ$$

24 エタンの燃焼熱を Q〔kJ/mol〕として，エタンの完全燃焼の熱化学方程式をあらわすと次のようになる。

$$C_2H_6(気) + \frac{7}{2}O_2(気)$$
$$\longrightarrow 2CO_2(気) + 3H_2O(液) + Q\,kJ$$

この熱化学方程式の値を 22 と同様の公式にあてはめると，

$$Q = (394 \times 2 + 286 \times 3) - (84.0 \times 1 + 0)$$
$$Q = 1562\,kJ$$

第五問

〔解答〕

25	3	26	9	27	6
28	9	29	2	30	7
31	5				
32	5				

〔出題者が求めたポイント〕

気体の製法，空気の平均分子量，乾燥剤

〔解答のプロセス〕

25 ～ 27

a 塩化水素とアンモニアが反応すると，塩化アンモニウムの白煙を生じる。塩化水素やアンモニアの検出に用いられる。

$$HCl + NH_3 \longrightarrow NH_4Cl$$

b 硫化水素は火山ガスや温泉水などに含まれる無色で腐卵臭のある有毒な気体である。水に溶けると弱酸性を示す。硫化水素のSは最低酸化数であり，－2をとる。つまり，硫化水素は酸化することしかできないため，強い還元性を示す。

c

$$CH\equiv CH + H_2O \xrightarrow{HgSO_4} \left(\begin{array}{c} H \quad\quad OH \\ C=C \\ H \quad\quad H \end{array} \right)$$

ビニルアルコール(不安定)

$$\longrightarrow CH_3-\overset{\overset{\displaystyle O}{\|}}{C}-H$$

アセトアルデヒド

28 ～ 30

それぞれの化学反応式は次のようになる。

1. $CaCO_3 + 2HCl \longrightarrow CaCl_2 + CO_2 + H_2O$
2. $FeS + H_2SO_4 \longrightarrow FeSO_4 + H_2S$
3. $Cu + 4HNO_3 \longrightarrow Cu(NO_3)_2 + 2H_2O + 2NO_2$
4. $4HCl + MnO_2 \longrightarrow MnCl_2 + 2H_2O + Cl_2$
5. $3Cu + 8HNO_3 \longrightarrow 3Cu(NO_3)_2 + 4H_2O + 2NO$
6. $HCOOH \longrightarrow H_2O + CO$
7. $CaC_2 + 2H_2O \longrightarrow CH\equiv CH + Ca(OH)_2$

8. $Cu + 2H_2SO_4 \longrightarrow CuSO_4 + 2H_2O + SO_2$

9. $2NH_4Cl + Ca(OH)_2 \longrightarrow CaCl_2 + 2H_2O + 2NH_3$

10. $CaF_2 + H_2SO_4 \longrightarrow 2HF + CaSO_4$

$$CH_3-CH_2-\underset{OH}{CH}-CH_3 \longrightarrow CH_3-CH_2-\underset{O}{C}-CH_3$$

31 空気の平均分子量は $28 \times \dfrac{4}{5} + 32 \times \dfrac{1}{5} = 28.8$ なので, 分子量がこれよりも小さい気体を選べばよい。A の分子量は 17, B の分子量は 34, C の分子量 26。

32 酸性乾燥剤は塩基性の気体, 塩基性乾燥剤は酸性の気体に使用することはできない。塩化カルシウムは中性乾燥剤であるが, アンモニアと反応するので, アンモニアの乾燥剤には適さない。シリカゲルは両性酸化物であるため, アンモニアの乾燥剤には適さない。

36 脱水反応で気体が発生するので, 160℃~170℃で加熱をすることで, 分子内脱水を行なっている。

$$CH_3-\underset{OH}{\overset{CH_3}{\underset{|}{\overset{|}{C}}}}-CH_3 \xrightarrow[160\sim170℃]{濃硫酸} \underset{H}{\overset{H}{C}}=\underset{CH_3}{\overset{CH_3}{C}}$$

第六問

〔解答〕

33	4
34	1
35	2
36	8
37	6

〔出題者が求めたポイント〕

異性体, アルコールの酸化・脱水反応, エーテルの沸点

〔解答のプロセス〕

33 $C_4H_{10}O$ の異性体には次の構造が存在する(不斉炭素原子には * をつけた)。

$$CH_3-CH_2-CH_2-\underset{OH}{CH_2} \qquad CH_3-CH_2-\overset{*}{\underset{OH}{CH}}-CH_3$$

$$CH_3-\overset{CH_3}{\underset{}{CH}}-\underset{OH}{CH_2} \qquad CH_3-\overset{CH_3}{\underset{OH}{\underset{|}{\overset{|}{C}}}}-CH_3$$

$$CH_3-CH_2-O-CH_2-CH_3 \qquad CH_3-O-CH_2-CH_2-CH_3$$

$$CH_3-O-\overset{CH_3}{\underset{}{CH}}-CH_3$$

34 【実験1】より, 化合物 A は第二級アルコール, 化合物 B は第一級アルコール化合物 C, D はエーテルまたは第三級アルコール。

【実験2】より化合物 D は脱水反応を起こしているので, アルコール, 化合物 C はエーテルであることがわかる。

以上より, 化合物 A は第二級アルコール, 化合物 B は第一級アルコール, 化合物 C はエーテル, 化合物 D は第三級アルコールであることがわかる。 33 より不斉炭素原子をもつ化合物は第二級アルコールなので, 化合物 A が該当する。

35 第二級アルコールの酸化では-OH の H と-OH のついた C に結合した H がとれることで酸化反応が起こる。

平成31年度

問 題 と 解 答

英　語

問題

（40分）

31年度

Ⅰ．次の各英文の（　　　）に入る語句として最も適切なものを，それぞれ１から４の中から１つ選び，その番号をマークしなさい。　【 解答番号 | 1 | ～ | 8 | 】

1. It is no (　　　) a person of her ability is so successful in that field.

    1.　doubt　　　　　　　　　　2.　natural

    3.　wonder　　　　　　　　　　4.　worth　　　　　　　| 1 |

2. The problem I have run (　　　) is finding time for regular exercise in my busy life.

    1.　after　　　　　　　　　　2.　around

    3.　for　　　　　　　　　　　4.　into　　　　　　　| 2 |

3. Deborah, (　　　) is usual with her, turned down her colleagues' offer to help her with the new project.

    1.　as　　　　　　　　　　　2.　it

    3.　what　　　　　　　　　　4.　who　　　　　　　| 3 |

4. They broke (　　　) their conversation when they heard somebody knocking on the door.

    1.　apart　　　　　　　　　　2.　down

    3.　off　　　　　　　　　　　4.　up　　　　　　　| 4 |

5. The student made a (　　　) effort to acquire a full-tuition scholarship.

    1.　persistence　　　　　　　　2.　persistency

    3.　persistent　　　　　　　　4.　persisting　　　　　　　| 5 |

6. The university has recently allocated funds to renovate the existing laboratories and build (　　　) science building.

    1.　another　　　　　　　　　2.　one another

    3.　other　　　　　　　　　　4.　the other　　　　　　　| 6 |

7. Not everyone is here yet, but it's already two o'clock, so we should get (　　　).

    1.　start　　　　　　　　　　2.　started

    3.　starting　　　　　　　　　4.　to start　　　　　　　| 7 |

8. I often recommend this room to honeymooners as it (　　　) a beautiful night view out over the city.

    1.　affords　　　　　　　　　2.　brings

    3.　donates　　　　　　　　　4.　leaves　　　　　　　| 8 |

Ⅱ．次の各英文の下線部の文脈における意味として最も近いものを，それぞれ1から4の中から1つ選び，その番号をマークしなさい。　【 解答番号　9 ～ 12 】

1.　This product comes with a two-year <u>warranty</u> if you purchase it this week.
　　1.　agreement　　　　　　　2.　contract
　　3.　declaration　　　　　　　4.　guarantee

9

2.　He was arrested on suspicion of having revealed <u>confidential</u> information.
　　1.　classified　　　　　　　2.　crucial
　　3.　influential　　　　　　　4.　precise

10

3.　Despite its continuing problem of regional economic <u>disparity</u>, the country has survived as a nation.
　　1.　difference　　　　　　　2.　harmony
　　3.　individuality　　　　　　4.　similarity

11

4.　The executive board has decided to accept the new president's proposal without <u>reservation</u>.
　　1.　confidence　　　　　　　2.　engagement
　　3.　hesitancy　　　　　　　　4.　territory

12

Ⅲ．次の各英文で間違っている箇所を，それぞれ1から4の中から1つ選び，その番号をマークしなさい。　【 解答番号　13 ～ 15 】

1.　<u>At</u> the meeting, Prof. Johnson and Prof. Goldman <u>presented</u> the solutions for the
　　1　　　　　　　　　　　　　　　　　　　　　　　　　2
problem, and Prof. Johnson's idea was <u>far more</u> realistic than <u>Prof. Goldman</u>.
　　　　　　　　　　　　　　　　　　　　3　　　　　　　　　　　4

13

2.　The new students <u>specializing</u> in economics are planning to visit the city, <u>which</u>
　　　　　　　　　　　1　　　　　　　　　　　　　　　　　　　　　　　　　　　　2
is well-known for <u>being</u> <u>as traditional</u> banking center.
　　　　　　　　　　3　　　　4

14

3. The committee <u>is consisted</u> <u>mainly of</u> senior officials, <u>including</u> the vice-president,
                     1   2   3

    who is also <u>in charge</u> of admissions.
                     4

| 15 |

IV. 次の A と B の会話が一番自然な流れとなるように, (　　　) の中に入る語句とし
て最も適切なものを, それぞれ 1 から 4 の中から 1 つ選び, その番号をマークしなさい。

【 解答番号 ┃ 16 ┃ ～ ┃ 18 ┃ 】

1. A: Good morning, Alice.　You look pale.　Are you ready for the next class?
    B: Well, not really.　It seems like I'm losing my voice.
    A: (　　　　)
    　1.　I took some medicine for it this morning.
    　2.　Good for you.　Why don't you go see a doctor?
    　3.　Should I give your presentation for you?
    　4.　Oh, no.　Maybe I should go home early today.

| 16 |

2. A: Hello, Ben?　It's me, Dan.　Can I talk to you now?
    B: I'm sorry, I have to go to a meeting right now.　(　　　　)
    A: Don't worry.　I'll email you later.
    　1.　Could you return my call afterwards?
    　2.　Let me call you back in two hours.
    　3.　I'll get a return call to you as soon as possible.
    　4.　Would you mind calling you later?

| 17 |

3. A: How come Linda is in a good mood today?
    B: I don't know, but (　　　　)　She can't keep things to herself.
    A: You have a point.　Here she comes!
    　1.　we will find out sooner or later.
    　2.　no sooner we know than she talks to us.
    　3.　I'm sure that we'll catch up to her later on.
    　4.　we'll eventually know that way.

| 18 |

Ⅴ．次の各英文の空欄に入る語句として最も適切なものを，それぞれ１から４の中から
１つ選び，その番号をマークしなさい。　　　　　【 解答番号　19　～　24　】

(A)　The widespread（　ア　）to provide medication to women who are expecting a
baby comes from a lack of data on treating illnesses with drugs during pregnancy.
There is not much data just because pregnant women have been generally（　イ　）
from clinical trials*, controlled tests of a new drug or a new invasive medical device*
on humans.　（　ウ　）, an agency of the U. S. Department of Health and Human
Services* released a guideline on when and how pregnant women can participate in
clinical trials for drugs and therapies in April 2018.　It covers considerations such
as how pregnancy affects the drug absorption, as well as appropriate data collection
and safety monitoring.

clinical trials*　臨床試験　　　invasive medical device*　侵襲性の医療機器
U. S. Department of Health and Human Services*　アメリカ合衆国保健福祉省

ア　1. attention　　　2. importance　　3. intention　　　4. reluctance　　　19

イ　1. comprised　　　2. excluded　　　3. expelled　　　4. implicated　　　20

ウ　1. Additionally　2. Expectedly　　3. However　　　4. Moreover　　　　21

(B)　Dirty air is one of the most serious national issues in industrialized countries.
According to a recent study, breathing in contaminated air now ranks fourth highest
among the causes of death in the world.　（　エ　）age or sex, a lot of people are
suffering from chronic illness, including asthma* and heart disease.　When people
breathe in the really tiny pollutant particles, which scientists call particulates*, they
（　オ　）deep into the lungs.　After that, the blood delivers the particulates, which
can trigger inflammation*, to the whole body.　The problem is that inflammation in
the brain may destroy sensitive cells* and（　カ　）to memory difficulties.

asthma*　喘息　　　particulates*　微粒子　　　inflammation*　炎症
sensitive cells*　感受性細胞

エ　1. Along with　　2. Except for　　3. In response of　4. Regardless of　22

オ　1. commute　　　2. fill　　　　　3. intake　　　　4. penetrate　　　23

カ　1. contribute　　2. occur　　　　3. stimulate　　　4. tempt　　　　　24

7

VI. 次の英文を読み，３つの設問に対して最も適切な答えをそれぞれ１から４の中から
１つ選び，その番号をマークしなさい。　　　　　【 解答番号 | 25 | ～ | 27 | 】

Throughout the world, tobacco kills more than seven million people every year, according to a report by the World Health Organization*. Of these, more than six million die from direct tobacco use, while approximately 890,000 are non-smokers who have been exposed to second-hand smoke. What is most troubling about tobacco is that even people who do not smoke can suffer from serious cardiovascular* and respiratory* diseases. Second-hand smoke can lead to sudden death of infants and low birth rates for pregnant women.

Green Tobacco Sickness (GTS) is another problem for children who do not smoke but work in tobacco plantations. GTS is a form of acute* nicotine poisoning that is caused by nicotine absorbed through the skin from wet tobacco leaves when harvested by hand. The amount of nicotine absorbed per day is equivalent to about forty cigarettes. In some countries, many children from low income households labor on tobacco farms. Symptoms of GTS include nausea*, vomiting*, abdominal* pain, headaches, dizziness, rapid heart rate, difficulty in breathing, and confusion. One non-profit organization is urging governments and tobacco companies to take urgent steps to deal with these problems.

France is traditionally a country whose citizens love cigarettes, and is informally known as "Europe's chimney." The French government has tried to restrict smoking since 1976, and in recent years it has become especially serious about implementing a smoking ban. In 2010, tobacco companies were required to display pictorial* health warnings along with text on packages. Furthermore, the government decided to increase the average price of a pack to ten euros by the end of 2020, in the expectation that higher pricing would reduce cigarette consumption. The national tobacco-free month campaign also encourages smokers to stop the bad habit by (　　　) the cost of nicotine patches, which facilitates the quitting process.

Consequently, according to a new study by the French Department of Public Health, one million people quit smoking from 2016 to 2017. 26.9 percent of adults smoked daily in 2017, while 29.4 percent lit up in the previous year. This sharp drop in the number had not been seen in a decade. At the same time, however, the report showed that 73,000 have their lives taken by tobacco-related diseases every year. Tobacco control policies will continue to be a major concern for the French government.

World Health Organization* 世界保健機関　　cardiovascular* 心臓血管の

respiratory* 呼吸器の　　acute* 急性の　　nausea* 吐き気　　vomiting* 嘔吐

abdominal* 腹部の　　pictorial* 絵入りの

1. Which of the following would be the most appropriate word to put into the blank in the third paragraph?
   1. calculating
   2. charging
   3. estimating
   4. reimbursing

| 25 |

2. Which of the following is NOT stated about the French government's efforts?
   1. The government has been trying to regulate the tobacco consumption for over forty years.
   2. A national campaign encourages smokers to have sweets instead of smoking.
   3. The government conducted a study showing a reduction in smoking rate.
   4. Cigarette packages must have some pictures that indicate the danger of smoking.

| 26 |

3. According to the passage, which of the following is true?
   1. Over fifteen percent of people who are killed by tobacco around the world are non-smokers.
   2. Handling wet tobacco leaves all day long has an effect similar to smoking forty cigarettes.
   3. French smokers will have to pay about ten euros more for a package of tobacco in 2020 than now.
   4. For ten years, France has seen a decline in daily smoking by one million each year.

| 27 |

Ⅶ. 次の英文を読み，３つの設問に対して最も適切な答えをそれぞれ１から４の中から
１つ選び，その番号をマークしなさい。　　　　【 解答番号　28　～　30 】

　　From January to April 2018, an outbreak of a food-borne illness occurred in Australia.　There were twenty reported cases including one probable case.　All twenty individuals were hospitalized after eating melon contaminated with deadly bacteria called listeria; subsequently, seven of them lost their lives.　　ア　　 The cases first came to the attention of Australian health officials in February, and contaminated melons were recalled from the market at the end of the month.

　　The World Health Organization (WHO) stated that the melons were exported to Bahrain, Hong Kong, Japan, Kuwait, Malaysia, Oman, Qatar, Singapore, and the United Arab Emirates.　It is assumed that there is little danger of bacteria remaining in the melons because they should have been washed off during the export process.　　イ　　 However, there is a long incubation period* of up to seventy days and the WHO is calling for vigilance as infection may occur in the future.

　　Listeria is commonly found in soil and water, but we can avoid infection by carefully cooking raw food from animal sources, thoroughly washing fruits and vegetables, and keeping uncooked foods separately from ready-to-eat ones.　It rarely causes serious illness in people who accidentally consume foods that contain it. However, it can pose a threat to pregnant women and their newborns, elderly people, and those with weakened immune systems*.　The underlying medical conditions of people with weakened immune systems can be cancer, diabetes*, liver disease, kidney disease, or AIDS.　　ウ　　 People who are taking steroids and undergoing chemotherapy* also have a higher risk of having a listeria infection.

　　It starts with influenza-like symptoms such as chills, fever, muscle pain, and nausea.　Some people also get headaches.　A blood test is done to determine whether or not the person has a listeria infection.　It is often the most effective way, but samples of urine* may also be tested.　The treatment of listeria infection varies, depending on how severe the signs and symptoms are.　　エ　　 Most people can clear the infection without any treatment, but people with risk factors need to be treated quickly with antibiotics*.

incubation period* 潜伏期間　　immune systems* 免疫系　　diabetes* 糖尿病
chemotherapy* 化学療法　　urine* 尿　　antibiotics* 抗生物質

1. Which of the following would be the closest in meaning to the underlined word in the second paragraph?
   1. assumption
   2. caution
   3. confusion
   4. intention

   | 28 |

2. Which position is most appropriate to insert the following sentence into?

   > It is said that pregnant women are approximately ten times more likely to be infected with listeria.

   1. ア
   2. イ
   3. ウ
   4. エ

   | 29 |

3. Which of the following is NOT stated in the passage?
   1. Approximately one-third of the patients who suffered from or were suspected of having listeria infection died in Australia in early 2018.
   2. If you don't have any health problems, you don't need to worry about being infected by listeria.
   3. People with impaired immune systems are prone to listeria infection, so they require special treatment.
   4. A blood test is not the only way to know that the person is affected by infection with listeria.

   | 30 |

数 学

問題

（40分）

31年度

第一問 次の問に答えよ。

(1) 等式 $\dfrac{2p}{\sqrt{2}-1} + \dfrac{3q}{\sqrt{2}} = 1$ を満たす有理数 $p,\ q$ の値は $p = \dfrac{\boxed{1)}}{\boxed{2)}}$,

$q = -\dfrac{\boxed{3)}}{\boxed{4)}}$ である。

(2) 方程式 $|2x-3| - |3x+1| = 1$ の解は $x = -\boxed{5)}$ または $x = \dfrac{\boxed{6)}}{\boxed{7)}}$ である。

第二問　次の問に答えよ。

(1) 6 個の数字 1, 1, 1, 2, 2, 3 を並べてできる 6 桁の整数を考える。このような 6 桁の整数の個数は $\boxed{}^{8)}\,\boxed{}^{9)}$ 個である。そのうち，最高位の数字が 1 である整数の個数は $\boxed{}^{10)}\,\boxed{}^{11)}$ 個であり，最高位の数字が 2 である整数の個数は $\boxed{}^{12)}\,\boxed{}^{13)}$ 個である。

(2) 整数 x, y が方程式 $(x+y)(x^2-xy+y^2)=35$, $x>y$ を満たすとき，$x = \boxed{}^{14)}$，$y = \boxed{}^{15)}$ である。

第三問   次の問に答えよ。

(1) $a \neq 1$, $a > 0$ を満たす定数 a について，等式 $a^x = 8$, $a^y = 27$ が成り立つとき，$\log_{12} 432$ を x, y を用いて表すと，$\log_{12} 432 = \dfrac{\boxed{16)}\, x + \boxed{17)}\, y}{\boxed{18)}\, x + y}$ である。

(2) 関数 $f(x) = x^3 - x^2 - x + 1$ について，x の値が -1 から 0 まで変化するときの平均変化率と，微分係数 $f'(a)$ $(-1 < a < 0)$ が等しいとき，

a の値は $\dfrac{\boxed{19)} - \sqrt{\boxed{20)}}}{\boxed{21)}}$ である。

(3) 定積分 $\displaystyle\int_{-1}^{1} \left(|x^2 - x| + \dfrac{1}{3} \right) dx$ の値は $\dfrac{\boxed{22)}}{\boxed{23)}}$ である。

第四問　次の問に答えよ。

(1) 300 以上 500 未満の自然数のうち，5 で割ると 3 余る数を小さいものから順に並べた数列の項数は $\boxed{24)}\,\boxed{25)}$ であり，第 27 項の値は $\boxed{26)}\,\boxed{27)}\,\boxed{28)}$ である。

(2) a, b を定数として，3 点 A$(a, b, 0)$，B$(2, 2, 2)$，C$(6, 0, 6)$ が一直線上にあるとき，$a = \boxed{29)}$，$b = \boxed{30)}$ であり，$\overrightarrow{\mathrm{AC}} = \boxed{31)}\ \overrightarrow{\mathrm{AB}}$ である。

化 学

問題

(40分)

31年度

第 一 問　次の問1～3に答えよ。　　　　　　　　　　　　　　　〔解答番号 $\boxed{1}$ ～ $\boxed{3}$〕

問1　次のうち，最外殻電子の数がカルシウム原子と同じで，価電子をもたない原子を1つ選べ。　　　　　　　　　　　　　　　　　　　　　　〔解答番号 $\boxed{1}$〕

1. He	2. Be	3. B	4. Ne	5. Na
6. Mg	7. Al	8. S	9. Cl	0. Ar

問2　次のうち，不対電子を1つもつ原子を2つ選び，解答番号 $\boxed{2}$ に2つマークせよ。　　　　　　　　　　　　　　　　　　　　　　　　　〔解答番号 $\boxed{2}$〕

1. He	2. Be	3. C	4. Ne	5. Na
6. Mg	7. Si	8. S	9. Cl	0. Ar

問3　次のうち，共有結合のみからなる分子を1つ選べ。　　　　　〔解答番号 $\boxed{3}$〕

1. HCl	2. NH_4Cl	3. NaCl
4. $MgCl_2$	5. KCl	6. $CaCl_2$
7. CsCl		

第　二　問　　　次の文章を読み，問1〜3に答えよ。　　　［解答番号　4 〜 6 ］

　　オキシドールは過酸化水素（H_2O_2）を含む水溶液であり，創傷などの消毒に使用される医薬品である。オキシドール中の過酸化水素の濃度は，酸化還元滴定によって求めることができる。

問1　硫酸で酸性にした過酸化水素水と過マンガン酸カリウム（$KMnO_4$）水溶液の化学反応は次式のように表される。下線【ア】〜【ウ】の原子の酸化数の組合せとして，正しいものを選べ。　　　［解答番号　4 ］

$$5H_2\underline{O}_2 + 2K\underline{Mn}O_4 + 3H_2SO_4 \longrightarrow 5O_2 + 2\underline{Mn}SO_4 + K_2SO_4 + 8H_2O$$
　　　【ア】　　　【イ】　　　　　　　　　　　　　　　　　　【ウ】

	【ア】	【イ】	【ウ】
1	−2	+3	+2
2	−2	+3	+4
3	−1	+3	+2
4	−1	+3	+4
5	−2	+7	+2
6	−2	+7	+4
7	−1	+7	+2
8	−1	+7	+4

問2　次の文章の【 エ 】～【 カ 】にあてはまる語句の組合せとして，正しいものを選べ。　　　　　　　　　　　　　　　　　　　　　　［解答番号　5　］

　　硫酸で酸性にした過マンガン酸カリウム水溶液に過酸化水素水を加えると，溶液が【 エ 】から無色となる。一般に，原子が電子を【 オ 】変化を酸化という。そのため，このときの過酸化水素は【 カ 】剤としてはたらく。

	【 エ 】	【 オ 】	【 カ 】
1	緑色	失う	酸化
2	赤紫色	失う	酸化
3	緑色	失う	還元
4	赤紫色	失う	還元
5	緑色	受け取る	酸化
6	赤紫色	受け取る	酸化
7	緑色	受け取る	還元
8	赤紫色	受け取る	還元

問3　濃度不明のオキシドールを 10.0 mL はかり取り，濃度が正確に分かっている 0.0200 mol/L の過マンガン酸カリウム水溶液を用いて，硫酸酸性条件下で滴定した。このとき，過不足なく反応した過マンガン酸カリウム水溶液の滴下量は，6.00 mL であった。このオキシドールに含まれている過酸化水素のモル濃度〔mol/L〕として，最も近い値を選べ。ただし，この反応では過マンガン酸カリウムとオキシドール中の過酸化水素のみが反応するものとする。　　　　　　　　　　　　　　　　　　　　　　　　　　　　　　　［解答番号　6　］

1.　1.00×10^{-2}　　　　2.　2.00×10^{-2}　　　　3.　3.00×10^{-2}

4.　6.00×10^{-2}　　　　5.　9.00×10^{-2}　　　　6.　1.00×10^{-1}

7.　2.00×10^{-1}　　　　8.　3.00×10^{-1}　　　　9.　6.00×10^{-1}

第 三 問　　　次の問1および2に答えよ。　　　[解答番号 7 〜 12]

問1　　　次の文章を読み，【 ア 】〜【 エ 】にあてはまる最も適切な語句をそれぞれ
　　　選べ。ただし，下図は水の状態図の特徴を強調して示している。圧力や温度の
　　　目盛りの間隔は正確ではない。

【 ア 】：[解答番号 7]
【 イ 】：[解答番号 8]
【 ウ 】：[解答番号 9]
【 エ 】：[解答番号 10]

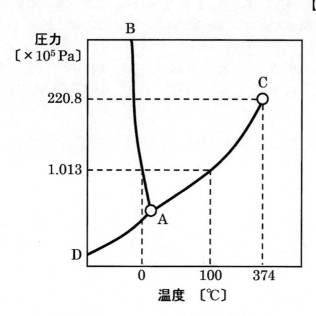

　　　図の曲線 AB，AC，AD はそれぞれ【 ア 】，【 イ 】，【 ウ 】とよばれ，これ
らの曲線上では両側の状態が共存する。また，A では，3 種の状態が共存する特
殊な平衡状態をとる。温度 374℃，圧力 220.8×10⁵ Pa を超えると，水は気体と
も液体とも区別がつかない【 エ 】となる。

1．昇華（圧）曲線　　2．励起状態　　3．冷却曲線　　4．溶解度曲線

5．超臨界流体　　6．三重点　　7．融解曲線　　8．臨界点

9．蒸気圧曲線　　0．ミセル

問2　次の文章を読み，【 オ 】および【 カ 】にあてはまる数値として，最も近い値をそれぞれ選べ。ただし，原子量は H=1.0，C=12，O=16，Na=23，S=32とし，水溶液中で硫酸ナトリウム（Na_2SO_4）は完全に電離するものとする。

【 オ 】：〔解答番号　11 〕
【 カ 】：〔解答番号　12 〕

　　水 100 g にショ糖（$C_{12}H_{22}O_{11}$）17.1 g を溶かすと，1.013×10^5 Pa における沸点が 0.26 K 上昇した。同様の条件で，水 500 g に 硫酸ナトリウム 28.4 g を溶かしたときの沸点上昇度〔K〕は，【 オ 】となる。また，水 100 g にグリセリン（$C_3H_8O_3$）1.84 g を溶かしたときの沸点上昇度〔K〕は，【 カ 】となる。

1.　0.10　　2.　0.25　　3.　0.34　　4.　0.43　　5.　0.54

6.　0.62　　7.　0.74　　8.　0.81　　9.　0.93　　0.　1.04

第　四　問　　次の文章を読み，問 1 ～ 3 に答えよ。　　[解答番号 13 ～ 15]

　　一定温度で水素とヨウ素を容器に入れて放置すると，次の化学反応が起こり平
衡状態となる。

　　ただし，反応に関わる物質はすべて気体であるとする。

$$H_2 + I_2 \;\rightleftarrows\; 2HI$$

問 1　　ある一定温度で，水素 5.0 mol，ヨウ素 5.0 mol を 10 L の密閉容器に入れると，
　　　ヨウ化水素 8.0 mol を生じ，平衡状態となった。この温度における平衡定数とし
　　　て，最も近い値を選べ。　　　　　　　　　　　　　　　　　[解答番号 13]

1.	32	2.	40	3.	48	4.	56	5.	64
6.	72	7.	80	8.	84	9.	90	0.	96

問 2　　2.0 L の密閉容器に，ヨウ化水素 3.0 mol を入れて，問 1 と同じ温度に保ち，平
　　　衡に達したときに生じる水素の量〔mol〕として，最も近い値を選べ。

　　　　　　　　　　　　　　　　　　　　　　　　　　　　　　[解答番号 14]

1.	0.10	2.	0.20	3.	0.30	4.	0.40	5.	0.50
6.	0.60	7.	0.90	8.	1.2	9.	1.5	0.	1.8

問 3　　ある一定温度で，25 L の密閉容器に水素 2.0 mol，ヨウ素 2.0 mol を入れて平衡
　　　状態に達したとき，平衡定数が 36 であった。ヨウ化水素の生成量〔mol〕とし
　　　て，最も近い値を選べ。　　　　　　　　　　　　　　　　　[解答番号 15]

1.	0.10	2.	0.20	3.	0.50	4.	1.2	5.	1.5
6.	2.0	7.	3.0	8.	3.5	9.	4.5	0.	6.0

第 五 問　　　次の文章を読み，問1および2に答えよ。［解答番号 ☐16 ～ ☐18 ］

　オゾンは酸素の同素体であり，【 ア 】，【 イ 】の有毒な気体である。大気の上層で，太陽からの強い【 ウ 】によって酸素からオゾンはつくられる。こうしてできたオゾン層は，太陽からの有害な【 ウ 】の大部分を吸収している。オゾンは強い【 エ 】作用を示し，殺菌や繊維の漂白などに使われている。オゾンの簡易的な検出に，ヨウ化カリウムデンプン紙が用いられる。

問1　　【 ア 】～【 エ 】にあてはまる語句の組合せとして，正しいものを選べ。

［解答番号 ☐16 ］

	【 ア 】	【 イ 】	【 ウ 】	【 エ 】
1	無色	特異臭	赤外線	還元
2	無色	無臭	紫外線	還元
3	淡青色	特異臭	紫外線	還元
4	緑色	無臭	赤外線	還元
5	淡青色	特異臭	赤外線	還元
6	淡青色	特異臭	紫外線	酸化
7	緑色	無臭	紫外線	酸化
8	淡青色	特異臭	赤外線	酸化
9	無色	無臭	紫外線	酸化
0	緑色	無臭	赤外線	酸化

問2　　下線部は，以下の化学反応を利用したものである。化学反応式中の【 オ 】および【 カ 】にあてはまる化学式に対応する物質名をそれぞれ選べ。

【 オ 】：［解答番号 ☐17 ］
【 カ 】：［解答番号 ☐18 ］

$$2KI + O_3 + 【 オ 】 \longrightarrow I_2 + 2【 カ 】 + O_2$$

1. デンプン　　　2. 過ヨウ素酸カリウム　　　3. 水酸化カリウム

4. 水　　　　　5. 水酸化ナトリウム　　　　6. 炭酸カリウム

7. ヨウ化水素　　8. アンモニア

第 六 問　　次の文章を読み，問 1～3 に答えよ。　　　[解答番号 | 19 |～| 21 |]

　C，H，O のみからなる化合物 50 mg について，元素分析装置で完全燃焼させたところ，水 61.7 mg，二酸化炭素 124.7 mg が生成した。また，この化合物の分子量は 88 と測定された。ただし，原子量は H＝1.0，C＝12，O＝16 とする。

問 1　この化合物の分子式 $C_xH_yO_z$ の y の値として，最も適当なものを選べ。

[解答番号 | 19 |]

1.　7	2.　8	3.　9
4.　10	5.　11	6.　12
7.　13	8.　14	9.　15

問 2　この化合物の分子式で考えられる構造異性体のうち，エーテルの数として正しいものを選べ。

[解答番号 | 20 |]

1.　1	2.　2	3.　3
4.　4	5.　5	6.　6
7.　7	8.　8	9.　9

問 3　この化合物の分子式で考えられる構造異性体のうち，アルコールの数として正しいものを選べ。

[解答番号 | 21 |]

1.　1	2.　2	3.　3
4.　4	5.　5	6.　6
7.　7	8.　8	9.　9

第 七 問　　　次の問１〜４に答えよ。　　　　　［解答番号　22 〜 25 ］

問１　　炭素原子と水素原子のみから構成される高分子化合物を２つ選び，解答番号
　　　　22 に２つマークせよ。　　　　　　　　　　　　　　　［解答番号　22 ］

　　　1. ポリイソプレン　　　2. ポリ塩化ビニル　　　3. ポリスチレン
　　　4. ビニロン　　　　　　5. ポリエチレンテレフタラート　6. ナイロン6
　　　7. フェノール樹脂　　　8. メラミン樹脂　　　　9. シリコーン樹脂

問２　　分子内にケイ素原子を含む高分子化合物を１つ選べ。　　［解答番号　23 ］

　　　1. ポリイソプレン　　　2. ポリ塩化ビニル　　　3. ポリスチレン
　　　4. ビニロン　　　　　　5. ポリエチレンテレフタラート　6. ナイロン6
　　　7. フェノール樹脂　　　8. メラミン樹脂　　　　9. シリコーン樹脂

問３　　アミド結合をもち，開環重合で得られる高分子化合物を１つ選べ。
　　　　　　　　　　　　　　　　　　　　　　　　　　　　　［解答番号　24 ］

　　　1. ポリイソプレン　　　2. ポリ塩化ビニル　　　3. ポリスチレン
　　　4. ビニロン　　　　　　5. ポリエチレンテレフタラート　6. ナイロン6
　　　7. フェノール樹脂　　　8. メラミン樹脂　　　　9. シリコーン樹脂

問４　　レゾールを加熱することで得られる高分子化合物を１つ選べ。
　　　　　　　　　　　　　　　　　　　　　　　　　　　　　［解答番号　25 ］

　　　1. ポリイソプレン　　　2. ポリ塩化ビニル　　　3. ポリスチレン
　　　4. ビニロン　　　　　　5. ポリエチレンテレフタラート　6. ナイロン6
　　　7. フェノール樹脂　　　8. メラミン樹脂　　　　9. シリコーン樹脂

英　語

解答　31年度

Ⅰ

〔解答〕

1. 3　　2. 4　　3. 1　　4. 3
5. 3　　6. 1　　7. 2　　8. 1

〔出題者が求めたポイント〕

1. It is no wonder 〜「〜は不思議ではない」。
2. The problem と I の間には関係代名詞の省略がある。run into 〜「〜に遭遇する」。
3. as is usual with 〜「〜にはよくあることだが」。as は主節全体を受ける疑似関係代名詞。
4. break apart 〜「〜をバラバラにする」。break down 〜「〜を破壊する」。break off 〜「〜を中断する」。break up 〜「〜を壊す」。
5. effort を修飾する形容詞 persistent が正解。
6. 「もう一つの」の意味で science building を修飾する another が正解。
7. get started で「始める」。
8. afford a beautiful view で「美しい眺めが得られる」。

〔問題文訳〕

1. 彼女ほど能力のある人が、その分野で大いに成功するのは不思議ではない。
2. 私が遭遇した問題は、忙しい生活の中で規則正しく運動する時間を見つけることだ。
3. 彼女にはよくあることだが、デボラは新しいプロジェクトを手伝おうという同僚の申し出を断った。
4. 彼らは、誰かがドアをノックするのを聞いて会話を中断した。
5. その学生は、学費全額の奨学金を得るためにたゆまぬ努力をした。
6. その大学は最近、既存の研究室を改装するためと、新たな別の科学棟を建設するための資金を計上した。
7. まだ全員がここにいるわけではないが、もう 2 時なので始めるべきだ。
8. 私はよくこの部屋を新婚旅行客に薦めます。というのも、素晴らしい街の夜景を見ることができるからです。

Ⅱ

〔解答〕

1. 4　　2. 1　　3. 1　　4. 3

〔出題者が求めたポイント〕

1. warranty「保証」。agreement「合意」。contract「契約」。declaration「宣言」。guarantee「保証」。
2. confidential「機密の」。classified「機密の」。crucial「重大な」。influential「影響力のある」。precise「正確な」。
3. disparity「格差」。difference「差異」。harmony「調和」。individuality「個性」。similarity「類似性」。

4. reservation「留保」。confidence「自信」。engagement「関与」。hesitancy「ためらい」。territory「領土」。

〔問題文訳〕

1. この製品は、今週購入されると 2 年保証が付いてきます。
2. 彼は機密情報を暴露した嫌疑で逮捕された。
3. 継続する地域的経済格差の問題にもかかわらず、その国は国家として生き延びた。
4. 役員会は新社長の提案を無条件で受け入れる決断をした。

Ⅲ

〔解答〕

1. 4　　2. 4　　3. 1

〔出題者が求めたポイント〕

1. Prof. Goldman → that of Prof. Goldman
2. as traditional → as a traditional
3. is consisted → consists

〔問題文訳〕

1. 会議において、ジョンソン教授とゴールドマン教授がその問題の解決策を提示した。そして、ジョンソン教授の考えの方がゴールドマン教授のそれよりもはるかに現実的だった。
2. 経済学を専攻する新しい学生たちは、伝統的な金融中心地として有名なその都市を訪問する計画を立てている。
3. 委員会は主に、入学管理の担当でもある副学長を含む上級職員で構成されている。

Ⅳ

〔解答〕

1. 3　　2. 2　　3. 1

〔出題者が求めたポイント〕

1. 選択肢訳
   1. 私は今朝その薬を飲んだ。
   2. おめでとう。医者に診てもらったらどう？
   3. キミの代わりにプレゼンはボクがやるべきかな？
   4. あらまあ！　今日は、私は早く家に帰った方がいいかも。
2. 選択肢訳
   1. 後で折り返しの電話もらえますか？
   2. 2 時間後に私からかけ直させて。
   3. (I'll give a return call to you as soon as possible. でないと文として意味をなさない)
   4. (Would you mind calling me later? でないと文として意味をなさない)
3. 選択肢訳
   1. いずれ分かるよ。

2．（no sooner <u>do</u> we know than she talks to us. でないと文として意味をなさない）

3．我々はきっと後で彼女に追いつくよ。

4．我々は結局そのやり方が分かるだろう。

〔全訳〕

1．

A： おはよう、アリス。顔色がよくないね。次の授業の準備できてる？

B： う～ん、実はできていないの。声が出ないみたい。

A： キミの代わりにプレゼンはボクがやるべきかな？

2．

A： こんにちは、ベンかい？ 僕はダンだよ。今話せる？

B： ごめん、これから会議に行かなくちゃならないんだ。2時間後に私からかけ直させて。

A： 気にしないで。後でメールしとくから。

3．

A： どうしてリンダは今日機嫌が良いの？

B： さあね。でもいずれ分かるよ。彼女は秘密にしておけないからね。

A： 言えてるね。ほら、彼女が来たよ！

Ⅴ

〔解答〕

(A) ア 4　イ 2　ウ 3

(B) エ 4　オ 4　カ 1

〔出題者が求めたポイント〕

(A)

ア attention「注意」。importance「重要性」。intention「意図」。reluctance「抵抗感」。

イ comprised「包含された」。excluded「除外された」。expelled「追放された」。implicated「巻き込まれた」。

ウ Additionally「加えて」。Expectedly「予想されたことだが」。However「しかし」。Moreover「さらに」。

(B)

エ Along with ～「～とともに」。Except for ～「～を除けば」。In response of ～「～に応答して」(In response to が通常の用法)。Regardless of ～「～に関係なく」。

オ commute「通勤する」。fill ～「～を満たす」。intake「摂取」。penetrate「浸透する」。

カ contribute「寄与する」(contribute to ～で「～の一因となる」)。occur「起こる」。stimulate ～「～を刺激する」。tempt ～「～を誘惑する」。

〔全訳〕

(A)

　妊娠している女性に対して投薬治療を行うことへの広範な抵抗感は、妊娠中に薬で病気を治療することに関するデータの不足に由来する。多くのデータがないのは、妊婦が一般的に、臨床試験、新薬の制御試験、あるいは人間用の新たな侵襲性医療機器から除外されているという正にその理由による。しかし、2018年4月、アメ

リカ合衆国保健福祉省の機関が、いつどのように薬や治療の臨床試験に妊婦が参加できるかに関するガイドラインを発表した。このガイドラインは、妊娠が薬の吸収にどのような影響を与えるか、また、適切なデータ収集や安全監視といった考慮事項に及んでいる。

(B)

　汚れた空気は、先進工業国における最も深刻な国家的問題のひとつだ。最近の研究によると、汚染された空気を吸うことは、今や世界の死因の中で4番目に高いランクにある。年齢や性別に関係なく、多くの人々が喘息や心臓病などの慢性疾患に苦しんでいる。科学者が微粒子と呼ぶ、本当に小さい汚染源粒子を人が吸い込むと、それは肺の奥深くまで浸透する。その後、血液が炎症を引き起こす可能性がある微粒子を全身に送る。問題は、脳内の炎症が感受性細胞を破壊し、記憶障害の一因となる可能性があることだ。

Ⅵ

〔解答〕

1．4　　2．2　　3．2

〔出題者が求めたポイント〕

1．calculating「計算する」。charging「課金する」。estimating「見積もる」。reimbursing「弁済する」。ここでは、「ニコチンパッチの費用を肩代わりすることで、禁煙を促進する」という趣旨なので、reimbursing が正解。

2．「次のどれがフランス政府の努力について述べられていないか」

選択肢訳

1．政府は40年間にわたってタバコの消費を規制しようとしてきた。

2．全国キャンペーンは、喫煙の代わりにお菓子を食べるよう喫煙者に促している。

3．政府は喫煙率の減少を示す調査を行った。

4．タバコの箱には喫煙の危険性を示す絵がなければならない。

3．「文章によれば、次のどれが正しいか」

選択肢訳

1．世界中でタバコによって死ぬ人の15%以上が非喫煙者である。

2．一日中濡れたタバコの葉を扱うことは、タバコ40本吸うのに匹敵する影響がある。

3．フランスの喫煙者は、2020年には今よりもタバコ1箱あたり約10ユーロ多く払わねばならないだろう。

4．10年間にわたり、フランスでは日常喫煙が毎年100万人減っている。

〔全訳〕

　世界保健機関（WHO）の報告によると、毎年世界中で700万人以上がタバコで死んでいる。このうち、600万人以上が直接的なタバコの使用による死亡である一方、約89万人は副流煙にさらされた非喫煙者だ。タバコに

ついて最も厄介なことは、喫煙していない人でも深刻な心臓血管や呼吸器の病気になる可能性があるということだ。受動喫煙は、乳児の突然死や妊婦の低出産率をもたらす可能性がある。

生葉たばこ病(GTS)は、タバコは吸わないタバコ農園で働く子どもたちにとっての、もう一つの問題だ。GTS は急性ニコチン中毒の一種で、手で収穫するときにニコチンが濡れたタバコの葉から皮膚を通して吸収されることにより引き起こされる。1 日に吸収されるニコチンの量は約 40 本のタバコに相当する。一部の国では、低所得世帯の多くの子どもがタバコ農場で働いている。GTS の症状には、吐き気、嘔吐、腹部の痛み、頭痛、めまい、頻脈、呼吸困難、および錯乱が含まれる。ある非営利団体は、政府とタバコ会社にこれらの問題に対処するための緊急措置を講じるよう求めている。

フランスは伝統的に国民がタバコを愛する国であり、非公式に「ヨーロッパの煙突」として知られる。フランス政府は 1976 年以来、喫煙を制限しようとしてきたが、近年、禁煙の実施について特に真剣になってきている。2010 年、タバコ会社は、パッケージ上に文言とともに絵入りの健康警告を表示するよう求められた。さらに政府は、値上げによりタバコの消費量が減るとの見通しから、2020 年末までに 1 箱の平均価格を 10 ユーロに引き上げることを決定した。全国禁煙月間キャンペーンもまた、禁煙を容易にするニコチンパッチの費用を弁済することにより、悪習慣を止めるよう喫煙者に促している。

その結果、フランス公衆衛生局による新しい調査によれば、2016 年から 2017 年までに 100 万人が喫煙をやめた。2017 年には成人の 26.9％が毎日喫煙していたが、前年は 29.4％だった。こうした数値の急激な減少は、過去 10 年間においても見られなかったものだ。しかし同時に、この報告書によると、毎年 7 万 3000 人がタバコ関連の病気で命を落としている。タバコの規制政策は、今後もフランス政府にとって大きな関心事であるだろう。

VIII

〔解答〕

1. 2　　2. 3　　3. 2

〔出題者が求めたポイント〕

1. vigilance「警戒」。assumption「想定」。caution「注意」。confusion「混乱」。intention「意図」。
2. 挿入文は「妊娠中の女性はリステリア菌に感染する可能性が約 10 倍高いと言われている」なので、免疫が低下した人が感染しやすい例として、第 4 段落に入れるのが適当。
3. 「次のどれが文中で述べられていないか」
   選択肢訳
   1. 2018 年初頭オーストラリアで、リステリア菌に感染したか、あるいは推定感染した患者の約 3 分の 1 が死んだ。
   2. 健康上の問題をかかえていないなら、リステリア

菌による感染を心配する必要はない。
   3. 免疫が低下した人はリステリアに感染しやすいので、特別な治療が必要だ。
   4. 血液検査は、リステリア菌感染によって冒されていることを知る唯一の方法ではない。

〔全訳〕

2018 年 1 月から 4 月にかけて、オーストラリアで食中毒が発生した。1 件の推定症例を含む 20 件の症例報告があった。20 人全員がリステリア菌と呼ばれる致命的な細菌で汚染されたメロンを食べた後に入院したのだった。その後、うち 7 名が命を落とした。この症例は最初 2 月にオーストラリアの保健当局が注目し、汚染したメロンは月末に市場から回収された。

世界保健機関(WHO)は、メロンはバーレーン、香港、日本、クウェート、マレーシア、オマーン、カタール、シンガポール、アラブ首長国連邦に輸出されたと述べた。輸出過程で洗い落とされているはずなので、メロンに細菌が残っている危険性はほとんどないと思われる。しかし、最長 70 日間の長い潜伏期間があり、将来感染が起こる可能性があるため、WHO は警戒を呼びかけている。

リステリア菌は一般に土壌や水の中に見られるが、生の動物性食品は慎重に調理することで、果物や野菜はしっかりと洗浄することで、未調理の食品と加工食品とは分けて保管することで、感染を防ぐことができる。リステリア菌を含んだ食品を誤って食べても深刻な病状が現れることはめったにない。しかし、妊婦とその新生児、高齢者、そして免疫力の低下した人々にとっては脅威となる可能性がある。免疫システムが低下した人の潜在的な病状には、がん、糖尿病、肝疾患、腎臓病、またはAIDS などがある。妊娠中の女性はリステリア菌に感染する可能性が約 10 倍高いと言われている。ステロイドを服用している人や化学療法を受けている人も、リステリア菌に感染するリスクが高くなる。

それは、悪寒、発熱、筋肉痛、吐き気などのインフルエンザに似た症状から始まる。頭痛がする人もいる。リステリア菌に感染しているかどうかを判定するために血液検査が行われる。それはしばしば最も効果的な方法だが、尿サンプルの検査もありうる。リステリア感染の治療は、徴候や症状の程度によって異なる。ほとんどの人は治療をしなくても感染は治癒するが、危険因子を持つ人は抗生物質ですぐに治療する必要がある。

数　学

解答 31年度

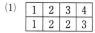

第一問

〔解答〕

(1)
1	2	3	4
1	2	2	3

(2)
5	6	7
3	1	5

〔出題者が求めたポイント〕

(1)　平方根の計算

分母を有理化して，左辺を $a\sqrt{2}+b$ (a, b は有理数)の形にして，$a=0$, $b=1$ より，p, q を求める。

(2)　1次方程式，絶対値

$x<-\dfrac{1}{3}$, $-\dfrac{1}{3}\leqq x<\dfrac{3}{2}$, $\dfrac{3}{2}\leqq x$ に分けて，絶対値をはずして1次方程式を解く。

〔解答のプロセス〕

(1)　$\dfrac{2p(\sqrt{2}+1)}{(\sqrt{2}-1)(\sqrt{2}+1)}+\dfrac{3q\sqrt{2}}{\sqrt{2}\sqrt{2}}=1$

$\left(2p+\dfrac{3}{2}q\right)\sqrt{2}+2p=1$

$2p=1$, $2p+\dfrac{3}{2}q=0$

従って，$p=\dfrac{1}{2}$, $q=-\dfrac{2}{3}$

(2)　$x<-\dfrac{1}{3}$ のとき，$-2x+3+3x+1=1$

　　　$x=-3$（適）

　　$-\dfrac{1}{3}\leqq x<\dfrac{3}{2}$ のとき，$-2x+3-3x-1=1$

　　　$-5x=-1$　より　$x=\dfrac{1}{5}$（適）

　　$\dfrac{3}{2}\leqq x$ のとき，$2x-3-3x-1=1$

　　　$-x=5$　より　$x=-5$（不適）

よって，$x=-3$, $\dfrac{1}{5}$

第二問

〔解答〕

(1)
8	9	10	11	12	13
6	0	3	0	2	0

(2)
14	15
3	2

〔出題者が求めたポイント〕

(1)　場合の数

6つの場所から3つ選んで1，残り3つから2つ選んで2，残り1つに3を入れると考える。

頭を1とすると，5つから2つ選んで1，残り3つから2つ選んで2，残り1つに3を入れる。

頭を2とすると，5つから3つ選んで1，残り2つに1と2を並べる。

(2)　35 を素因数分解すると，5×7 であるから，$x+y$ は 1, 5, 7, 35 のいずれかである。

2次方程式で整数解となるためには，D がある整数の2乗になってないといけない。

〔解答のプロセス〕

(1)　${}_6C_3\cdot{}_3C_2=20\times3=60$

　　${}_5C_2\cdot{}_3C_2=10\times3=30$

　　${}_5C_3\cdot2!=10\times2=20$

(2)　$x+y=1$, 5, 7, 35 の場合を考える。

$x+y=1$ のとき，$y=1-x$

　　$x^2-x(1-x)+(1-x)^2=35$

　　$3x^2-3x-34=0$

　　$x=\dfrac{3\pm\sqrt{417}}{6}$ で整数にならない。

$x+y=5$ のとき，$y=5-x$

　　$x^2-x(5-x)+(5-x)^2=7$

$3x^2-15x+18=0$　より　$3(x-3)(x-2)=0$

$x>y$　より　$x=3$, $y=2$

$x+y=7$ のとき，$y=7-x$

　　$x^2-x(7-x)+(7-x)^2=5$

　　$3x^2-21x+44=0$, $D=441-528<0$

$x+y=35$ のとき，$y=35-x$

　　$x^2-x(35-x)+(35-x)^2=1$

　　$3x^2-105x+1224=0$

　　$x^2-35x+408=0$, $D=1225-1632<0$

従って，$x=3$, $y=2$

第三問

〔解答〕

(1)
16	17	18
4	3	2

(2)
19	20	21
1	7	3

(3)
22	23
5	3

〔出題者が求めたポイント〕

(1)　対数関数

　　$a^m=r \iff \log_a r=m$

　　$\log_n M=\dfrac{\log_a M}{\log_a n}$

(2)　微分法

　　x の値が a から b まで変化するときの平均変化率

　　$\dfrac{f(b)-f(a)}{b-a}$

(3)　積分法

　　$-1\leqq x\leqq0$, $0\leqq x\leqq1$ に分けて絶対値をはずして定積分する。

〔解答のプロセス〕

(1)　$\log_a 8=x$　より　$\log_a 2^3=x$　$\therefore$　$\log_a 2=\dfrac{x}{3}$

　　$\log_a 27=y$　より　$\log_a 3^3=y$　$\therefore$　$\log_a 3=\dfrac{y}{3}$

$\log_a 12 = \log_a (2^2 \cdot 3) = 2\log_a 2 + \log_a 3$

$\qquad = \dfrac{2x}{3} + \dfrac{y}{3}$

$\log_a 432 = \log_a (2^4 \cdot 3^3) = 4\log_a 2 + 3\log_a 3$

$\qquad = \dfrac{4x}{3} + \dfrac{3y}{3}$

$\log_{12} 432 = \dfrac{\log_a 432}{\log_a 12} = \dfrac{\dfrac{4x}{3} + \dfrac{3y}{3}}{\dfrac{2x}{3} + \dfrac{y}{3}}$

$\qquad\qquad\qquad = \dfrac{4x + 3y}{2x + y}$

(2) $f(-1) = -1 - 1 + 1 + 1 = 0,\ f(0) = 1$

x の値が -1 から 0 まで変化するときの平均変化率を

m とすると, $m = \dfrac{1 - 0}{0 - (-1)} = 1$

$\qquad f'(x) = 3x^2 - 2x - 1$

よって, $3a^2 - 2a - 1 = 1 \quad (-1 < a < 0)$

$\qquad 3a^2 - 2a - 2 = 0 \quad (-1 < a < 0)$

$\qquad a = \dfrac{2 - \sqrt{28}}{6} = \dfrac{1 - \sqrt{7}}{3}$

(3) $|x^2 - x| = \begin{cases} -x^2 + x & (0 < x < 1) \\ x^2 - x & (-1 < x < 0) \end{cases}$

$\displaystyle \int_{-1}^{0} \left(x^2 - x + \dfrac{1}{3} \right) dx + \int_{0}^{1} \left(-x^2 + x + \dfrac{1}{3} \right) dx$

$= \left[\dfrac{1}{3} x^3 - \dfrac{1}{2} x^2 + \dfrac{1}{3} x \right]_{-1}^{0}$

$\qquad\qquad + \left[-\dfrac{1}{3} x^3 + \dfrac{1}{2} x^2 + \dfrac{1}{3} x \right]_{0}^{1}$

$= -\left(-\dfrac{1}{3} - \dfrac{1}{2} - \dfrac{1}{3} \right) + \left(-\dfrac{1}{3} + \dfrac{1}{2} + \dfrac{1}{3} \right)$

$= \dfrac{2}{3} + \dfrac{1}{2} + \dfrac{1}{2} = \dfrac{5}{3}$

第四問

〔解答〕

(1)

24	25	26	27	28
4	0	4	3	3

(2)

29	30	31
0	3	3

〔出題者が求めたポイント〕

(1) 数列

初項を a とする。$a = 5l + 3$ として, $a > 300$ から a を求める。この数列を a_n で表わすと,

$a_n = a + 5(n - 1)$, $a_n < 500$ の n の最大値を求めるのと a_{27} を求める。

(2) ベクトル

$\overrightarrow{AC} = t\overrightarrow{AB}$ になっていれば, A, B, C は一直線上にある。x, y, z 方向で等式をつくって, t, a, b を求める。

〔解答のプロセス〕

(1) 初項を a とし, $a = 5l + 3$ とする。

$5l + 3 \geqq 300$ より $l \geqq 59.4$

l の最小値は 60 だから, $a = 5 \times 60 + 3 = 303$

この数列を $\{a_n\}$ とすると, $a_n = 303 + 5(n - 1)$

よって, $a_n = 298 + 5n$

$298 + 5n < 500$ より $n < 40.4$

よって, n の最大値は 40, この数列の項数は, 40。

$a_{27} = 298 + 5 \times 27 = 433$

(2) $\overrightarrow{AB} = (2 - a,\ 2 - b,\ 2)$

$\overrightarrow{AC} = (6 - a,\ -b,\ 6)$

$\overrightarrow{AC} = t\overrightarrow{AB}$

$\quad 6 - a = (2 - a)t,\ -b = (2 - b)t,\ 6 = 2t$

$2t = 6$ より $t = 3$

$6 - a = 3(2 - a)$ より $a = 0$

$-b = 3(2 - b)$ より $b = 3$

化 学

解答 31年度

第一問

〔解答〕

問1 1

問2 5と9

問3 1

〔出題者が求めたポイント〕

原子の構造・結合

〔解答のプロセス〕

問1 カルシウム原子の最外殻電子は2つで，価電子をもたないのは希ガス元素(第18族)。これに合致するのはヘリウム He のみ。

問2 不対電子を1つもつのは，価電子が1つのナトリウムと3つの電子対と1つの不対電子をもつ塩素。他の元素は全て総電子数が偶数なので悩むところはない。

問3 センター等でも頻出の内容。HClを除く選択肢は全て金属元素＋非金属元素のイオン結晶で，HClだけが非金属元素同士の結合である。

第二問

〔解答〕

問1 7

問2 4

問3 3

〔出題者が求めたポイント〕

酸化還元滴定

内容にひねりはない。素早く，正確に回答する。

〔解答のプロセス〕

問3 オキシドールの濃度を $c(\mathrm{mol/L})$ とすると，

$$c \times \frac{10}{1000} \times 2 = 0.02 \times \frac{6}{1000} \times 5$$

$$c = \underline{0.03(\mathrm{mol/L})}$$

第三問

問1 ア. 7　イ. 9　ウ. 1　エ. 5

問2 オ. 6　カ. 1

〔出題者が求めたポイント〕

状態図，沸点上昇

〔解答のプロセス〕

問1 図のどの領域がどの状態にあたるのかをよく把握しておく。

問2 ショ糖の分子量は342であるから，水100gにショ糖17.1gをとかせば，

$$\frac{\frac{17.1}{342}(\mathrm{mol})}{0.1(\mathrm{kg})} = 0.5(\mathrm{mol/kg})$$

となる。ショ糖は電離しないから，

$$0.26 = K_b \times 0.5$$

$(K_b$：水のモル沸点上昇$[\mathrm{K \cdot kg/mol}])$

$$K_b = 0.52[\mathrm{K \cdot kg/mol}]$$

硫酸ナトリウム28.4g＝0.2molを水500gに溶かすと3つのイオンに電離することから，

$$\frac{0.2 \times 3(\mathrm{mol})}{0.5(\mathrm{kg})} = 1.2(\mathrm{mol/kg})$$

$$\therefore \quad \Delta t_b = 0.52 \times 1.2 = 0.624[\mathrm{K}]$$

同様に，グリセリンでは

$$\Delta t_b' = 0.52 \times \frac{\frac{1.84}{92}}{0.1} = 0.104[\mathrm{K}]$$

第四問

問1 5

問2 3

問3 7

〔出題者が求めたポイント〕

化学平衡

〔解答のプロセス〕

問1

	H_2	$+$	I_2	$\rightleftharpoons$	$2HI$
反応前	0.5		0.5		0
反応	-0.4		-0.4		$+0.8$
反応後	0.1		0.1		0.8

(単位：mol/L)

よって $K = \dfrac{[\mathrm{HI}]^2}{[\mathrm{H_2}][\mathrm{I_2}]} = \dfrac{0.8^2}{0.1 \times 0.1} = \underline{64}$

問2

	H_2	$+$	I_2	$\rightleftharpoons$	$2HI$
反応前	0		0		1.5
反応	$+x$		$+x$		$-2x$
反応後	x		x		$-2x$

(単位：mol/L)

$$K = \frac{(1.5 - 2x)^2}{x^2} = 64 \quad \therefore \quad x = 0.15(\mathrm{mol/L})$$

ゆえに，水素は $0.15(\mathrm{mol/L}) \times 2.0(\mathrm{L}) = \underline{0.30\,\mathrm{mol}}$

問3

	H_2	$+$	I_2	$\rightleftharpoons$	$2HI$
反応前	0.08		0.08		0
反応	$-x$		$-x$		$+2x$
反応後	$0.08-x$		$0.08-x$		$2x$

よって，$K = \dfrac{(2x)^2}{(0.08-x)^2} = 36 \quad x = 0.06(\mathrm{mol/L})$

ゆえに，HIの生成量は $0.06 \times 2 \times 25 = \underline{3.0(\mathrm{mol})}$

第五問

〔解答〕

問1 6

問2　オ　4　　カ　3
〔出題者が求めたポイント〕
酸化還元反応
問2の反応はなじみがないかもしれないが，あてはめて考えれば他の候補は存在しない。
〔解答のプロセス〕
問1　「淡青色」の気体という表現はオゾンに対してしか用いない。近年の環境問題と絡めた出題も鑑みてオゾンの性質はしっかりおさえておきたい。
問2　左辺にいて右辺にいないのはK（カリウム）であるから，カは2，3，6のいずれかとわかる。
　このうち，すでに左辺にいるヨウ素原子がすべて反応しきっていること，炭酸イオンを作れる候補がいないことを考えれば，カには3しかあてはまらない。
　後は原子の数のつじつまを合わせて，オがH_2Oとわかる。

第六問
問1　6
問2　6
問3　8
〔出題者が求めたポイント〕
構造分析
〔解答のプロセス〕
問1

$$C : \frac{12}{44} \times 124.7 = 34 \text{(mg)}$$

$$H : \frac{2}{18} \times 61.7 = 6.9 \text{(mg)}$$

$$O : 50 - (34 + 6.9) = 9.1 \text{(mg)}$$

$$C : H : O = \frac{34}{12} : \frac{6.9}{1} : \frac{9.1}{16} = 5 : 12 : 1$$

また，$C_5H_{12}O$ は分子量がちょうど88である。

問2　炭化水素基の構造をCの数ごとに表していくと，

C×1　…　$-CH_3$　1種類

C×2　…　$-CH_2CH_3$　1種類

C×3　…　$-CH_2CH_2CH_3, -CH-CH_3$　2種
　　　　　　　　　　　　　　　　　CH_3

C×4　…　$-CH_2CH_2CH_2CH_3, -CH_2-CH-CH_3$
　　　　　　　　　　　　　　　　　　　　　　CH_3

　　　　　　$-CH-CH_2CH_3, -C-CH_3$　4種
　　　　　　　　CH_3　　　　CH_3

エーテル構造は

$\boxed{C×1}$–O–$\boxed{C×4}$ と $\boxed{C×2}$–O–$\boxed{C×3}$ のみなので，
それぞれ4種・2種の構造異性体がある。

問3　ヒドロキシ基以外の水素を省略して全て列挙する。

C-C-C-C-C-OH　　　　　C-C-C-C-C
　　　　　　　　　　　　　　　　　　OH

C-C-C-C-C　　　　　　　C-C-C-C-OH
　　　　OH　　　　　　　　　　　C

　　　　　　　　　　　　　　　　OH

C-C-C-C　　　　　　　　C-C-C-C
　　　OH　　　　　　　　　　　C

　　　　　　　　　　　　　　　OH

HO-C-C-C-C　　　　　　C-C-C-OH
　　　　　　C　　　　　　　　C

以上8種

第七問
問1　1と3
問2　9
問3　6
問4　7
〔出題者が求めたポイント〕
合成高分子
薬学系だと天然高分子（とくにタンパク質とアミノ酸）の出題が多いので，こちらがおろそかになりがち。
〔解答のプロセス〕
問1

イソプレン　→　ポリイソプレン（cis）

スチレン　→　ポリスチレン

単量体がCとHだけのものを選べばよい
問3

ε-カプロラクタム　→　ナイロン6

星薬科大学　薬学部(推薦)入試問題と解答

令和6年6月21日　初版第1刷発行

編　集　みすず学苑中央教育研究所

発行所　株式会社ミスズ
　　　　〒167−0053
　　　　東京都杉並区西荻南2丁目17番8号
　　　　　　　　ミスズビル1階
　　　　電　話　03(5941)2924(代)

印刷所　タカセ株式会社

定価　本体 3,100 円＋税

本書の一部又は全部の複製、転写、コピーは著作権に触れるので禁止する。

ISBN978-4-86792-043-5